I0464140

Dr. med. Armin Fischer

Beckenbodentraining mit modulierter Mittelfrequenz-Elektrotherapie

Basisheft: Grundlagen
Begleitbroschüre zum EMA-Training

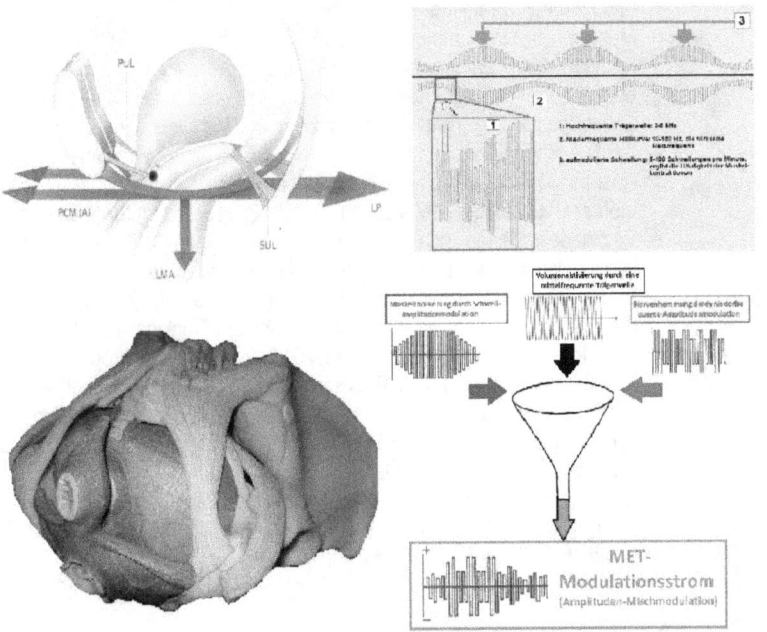

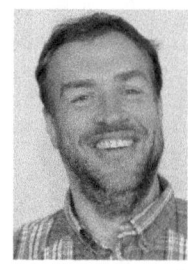

Dr. med. Armin Fischer

1961 in Frankfurt geboren studierte der Autor in Frankfurt Medizin. Nach Staatsexamen und Promotion 1986 begann er die Ausbildung zum Frauenarzt im Städtischen Klinikum Frankfurt-Höchst. Dort wurde früh sein Interesse an der Urogynäkologie geweckt und gefördert. Erste Hospitationen bei Prof. Petri in Idar-Oberstein und in Berlin brachten ihm die Materie näher. Er etablierte in Höchst damals die gynäkologische Urodynamik und führte die Burch'sche Kolposuspension in die klinische Routine. Als Oberazt am St. Josef-Hospital in Wiesbaden baute er einen überregionalen urogynäkologischen Schwerpunkt auf und begann seine wissenschaftlichen Arbeiten auf dem Gebiet der spannungsfreien Chirurgie bei Senkungs- und Inkontinenzleiden. Zahlreiche Publikationen in deutsch- und englischsprachigen wissenschaftlichen Magazinen folgten in den Jahren ab 1996. Seine Bekanntschaft mit Prof. Petros und anderen Mitgliedern der AAVIS (Australian Association of Vaginal Incontinence Surgeons) und seine intensive Beschäftigung mit den Inhalten der Integraltheorie von Petros und Ulmsten gehörten seinerzeit zu seinem Schwerpunkt, den er auch auf zahlreichen Auslandsreisen mit live-Operationen und Vorträgen vertrat. Seit 2003 ist er Chefarzt der Frauenklinik mit urogynäkologischem Schwerpunkt in Rüdesheim/Rhein. In seinem Buch „Praktische Urogynäkologie – spannungsfrei" sind die aus der Integraltheorie resultierenden Verfahren in Theorie und Praxis ausführlich dargestellt. Die zweite erweiterte Auflage im Verlag Haag und Herchen, Frankfurt ist im Herbst 2006 erschienen. Ein operatives Manual zur implantatunterstützten Beckenbodenchirurgie ist im Frühjahr 2007 erschienen. Im Herbst 2009 ist ein Lehrbuch zum beckenbodenchirurgischen Gesamtkonzept erschienen. Operativer Schwerpunkt in Rüdesheim sind moderne Inkontinenz- und Senkungsoperationsverfahren auch in Zusammenhang mit dem Ausbau interdisziplinärer chirurgischer Konzepte. Er ist Mitglied mehrerer deutscher (MGGG, DGGG, BVF) und internationaler Fachgesellschaften (ICS – International Continence Society), vor allem der Arbeitsgemeinschaft Urogynäkologie und Plastische Beckenbodenrekonstruktion (AGUB). Seit Etablierung des Rankings der AGUB wurden seine Leistungen mit einem Ranking der Stufe III honoriert, die Anerkennung wurde 2014 erneut ausgesprochen. Im Zusammenhang mit seiner Praxisarbeit im MVZ Rheingau liegt sein Schwerpunkt heute auf der passionierten konservativen Behandlung von Senkung und Inkontinenz. Auch er ist Mitglied im MET-Arbeitskreis e.V. (MET'A) mit dem Schwerpunkt Beckenbodentherapie und Physikalische Medizin und seit Anfang 2017 1. Vorsitzender der Deutschen Gesellschaft für Beckenbodengesundheit.

Kapitel 1 Beckenbodenphysiotherapie

Die Beckenbodenphysiotherapie stellt die Grundform der beübenden Behandlung am Beckenboden dar. Sie dient dem Erhalt aufgebauter Muskulatur sowie der Einübung von Beckenbodenwahrnehmung und der Ausbildung der Frau in beckenbodengerechtem Verhalten und der Supervision der korrekten Anwendung eingeübter Muster.

Die Beckenbodengymnastik muss durch eine Physiotherapeutin angeleitet werden. Dabei kommen Einzel- und/oder Gruppenphysiotherapie zur Anwendung.

Im Rahmen der physiotherapeutischen Betreuung ist u. a. in unseren Augen die Beckenbodenbeurteilung durch die betreuende Physiotherapeutin unabdingbar. Zusammen mit entsprechend geschulten Physiotherapeutinnen werden mittlerweile Untersuchungskurse für Krankengymnastinnen angeboten. Eine der Seminar- und Praktikumsanleiterinnen ist Frau Astrid Landmesser aus Erkelenz. Freundlicherweise erklärte sie sich dazu bereit, zur Beckenbodenphysiotherapie allgemein und zur vaginalen Untersuchungstechnik für Beckenbodentherapeutinnen im Speziellen hier einen Beitrag einzubringen. Ihr Mitwirken unterstreicht die Wichtigkeit der engen Kooperation zwischen ärztlichem und krankengymnastischem Bereich.

1.1 Physiotherapie bei Beckenbodenfunktionsstörungen

1.1.1 Einführung

Eine gut funktionierende Beckenbodenmuskulatur ist die Basis der Kontinenz. Aus diesem Grund hat das Beckenbodentraining eine sehr große Bedeutung in der Prophylaxe und Therapie bei Harn- und Stuhlinkontinenz und bei Senkungen der Beckenorgane.

Die Beckenbodentherapie sollte durch eine spezialisierte Physiotherapeutin angeleitet werden. Dabei können Einzeltherapie und Gruppentherapie zur Anwendung kommen.

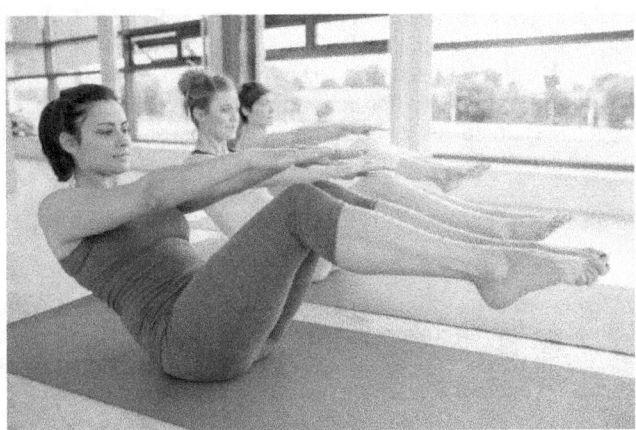

Leider ist der Beckenboden im Bewusstsein der Frauen kaum oder meist gar nicht verankert. Wenn er funktioniert, wird er nicht bemerkt und demzufolge auch nicht zusätzlich bewusst trainiert.

Wünschenswert wäre, wenn jedes junge Mädchen bereits frühzeitig über die Funktion der Beckenorgane und des Beckenbodens aufgeklärt würde. Viele Spätschäden könnten dadurch möglicherweise erheblich gemindert werden.

Schon in der Schule schleicht sich beispielsweise mit dem Überfüllen der Blase oder auch durch häufiges prophylaktisches Entleeren erstes Fehlverhalten ein, was in beiden Fällen das Füllungsvermögen der Blase negativ beeinflusst.

Häufig werden die Blase und der Darm durch falsche Pressmanöver entleert, weil keine Zeit da ist oder die Schultoiletten nicht zum entspannten Sitzen auf der Toilette einladen. Ebenso kann auch die Obstipation schon eine frühe Ursache für spätere Senkungsprobleme sein.

> *Fehlerhaftes Toilettenverhalten irritiert den Beckenboden und die Beckenorgane und kann langfristig zu Schädigungen führen.*

Gleich zu Beginn soll darauf hingewiesen werden, dass es nicht immer nur der schwache Beckenboden ist, der Training braucht, sondern häufig auch der verkrampfte Beckenboden.

Wenn ein Kind oder eine Frau Angst vor Harnverlust hat, beginnt der Kopf etwas Richtiges anzuleiten, nämlich: den Beckenboden anzuspannen, damit nichts herausläuft.

Wird diese Anspannung dauerhaft praktiziert, führt dies zur Verkrampfung des Beckenbodens, wodurch das komplexe System der Kontinenzsicherung massiv gestört wird. Die häufig noch „zu Trainingszwecken" praktizierte Harnstrahlunterbrechung verschlechtert den Zustand zusätzlich, da während eines Entleerungsvorganges der Beckenboden nicht entspannt, sondern mehrfach angespannt wird. Restharnbildungen und ständiges Dranggefühl sind oft die Folge.

Wichtig ist ein **gut koordinierter Beckenboden.** Bei der Entleerung von Stuhl und Harn muss er gut loslassen können. Um bei Belastungen wie z.B. Husten, Niesen, Heben und Tragen adäquat reagieren zu können, benötigt er darüber hinaus ausreichend Kraft und Koordination.

Auch für die Sexualität ist ein koordinierter Beckenboden wichtig, damit ein lustvolles Zusammensein möglich ist.

1.1.2 Was macht nun ein(e) spezialisierte(r) Physiotherapeut(in) in der Behandlung?

Vorab: Nichts, das nicht im Vorfeld mit der Patientin besprochen wäre und zu dem sie (im Interesse für das Kennenlernen des Beckenbodens und der Funktionen sowie zur Verlaufs- und Erfolgskontrolle) ihre Einwilligung (schriftlich) erklärt hat, wird durchgeführt.

Jede Behandlung startet mit einer ausführlichen **Anamnese**, in der nach den möglichen Ursachen für die Inkontinenz oder Senkung gefragt wird.

Zur **allgemeinen Befundaufnahme** und der daraus abgeleiteten Therapie gehören:

- Das Führen und Auswerten eines Miktions- und Defäkationsprotokolls,
- die Erfragung und Veränderung des Verhaltens auf der Toilette (keine Pressmanöver keine Harnstrahlunterbrechung),
- Wahrnehmen und Erlernen von Beckenbodenan- und -entspannung (z.B. durch Visualisierungsübungen und Vermittlung von Anatomie und Physiologie des Beckenbodens und der Beckenorgane),
- Beurteilung des allgemeinen Haltungs- und Bewegungsverhaltens und der Atmung,
- Durchführung von Belastungstests, die individuell auf die Patientin und auf deren Fehlbelastungen zugeschnitten sind, wie:
  - Seilspringen,
  - Hüpfen auf dem Trampolin,
  - Aufpusten von Luftballons,
  - Stresstest im Stand,
  - Pad-Tests,
  - Heben und Tragen.
- Lebensqualitätsabfrage in einfacher Form (siehe Kasten) oder nach einem validierten Fragebogen, wie z.B. dem „Kings Health"-Fragenbogen.

Vor der Therapie:

☹ 1 --- 2 --- 3 --- 4 --- 5 --- 6 --- 7 --- 8 --- 9 --- 10 ☺

Während der Therapie:

☹ 1 --- 2 --- 3 --- 4 --- 5 --- 6 --- 7 --- 8 --- 9 --- 10 ☺

Nach der Therapie:

☹ 1 --- 2 --- 3 --- 4 --- 5 --- 6 --- 7 --- 8 --- 9 --- 10 ☺

Zur **speziellen Befundaufnahme** gehört zusätzlich ein vaginaler (oder auch anorektaler) Untersuchungsbefund. Dies wird seit einiger Zeit zunehmend auch durch spezialisierte Physiotherapeutinnen praktiziert.
Die Vorgehensweise bei dieser Untersuchungstechnik wurde nach internationalen Standards durch Referenten der Arbeitsgemeinschaft GGUP (Gynäkologie, Geburtshilfe, Urologie, Proktologie) des Zentralverbandes der Krankengymnasten ZVK entwickelt. Physiotherapeutinnen können in einer entsprechenden Fortbildung diese Technik erlernen.
Die Physiotherapeutin klärt die Patientin über die Untersuchungstechnik auf und lässt die Patientin eine Behandlungszustimmung (Informed Consent) schriftlich bestätigen.

P	Power	Kraft der Beckenbodenmuskulatur (Oxford-Grading, s.d.)
E	Endurance	Ausdauerkraft ca. 10 s halten (slow-twitch-Fasern) mit anschließender Entspannung
R	Repetitions	ca. 5 Wiederholungen der Übung, dann Entspannung
F	Fast Contractions	Schnellkraft (fast twitch fibres) bis zu 10 schnelle Anspannungen
E	Elevation	Blasenelevation: „Lift" des Levator ani
C	Cough Response	Reaktion beim Hustentest, Beurteilung der Kontinenz
T	Transcribe it all	Dokumentation aller Ergebnisse

Während der Untersuchung werden die folgenden Kriterien beurteilt:
• Muskeltonus (Hypertonus, Hypotonus, Normotonus),
• evtl. vorhandene Senkungen im Ring of Continence (ROC),
• Muskelkraft (PERFECT-Schema nach Laycock 1994 (s.o. Tabelle).

Beurteilt wird nach dem Oxford-Grading:

Grad	Merkmale
0	keine Kontraktion spürbar
1	kaum spürbare, zuckende Kontraktion, von außen am Damm nicht sichtbar
2	schwache, eindeutig spürbare Kontraktion, leichter Druck am Untersuchungsfinger
3	mittlere Muskelkraft, deutlicher Druck am tastenden Finger, leichter perinealer Lift am Damm erkennbar
4	gute Muskelkraft, deutlicher Druck am Finger, Lift gegen leichten Widerstand möglich
5	sehr starke Muskelkraft, Kontraktion gegen Widerstand möglich, deutlich „einsaugende" Bewegung nach kranio-ventral

In welchen Fällen die vaginale Tastuntersuchung durchgeführt wird, entscheidet sich aus der Anamnese und Befundaufnahme. Um einen genauen Anhaltspunkt über die Art der Schädigung zu erhalten, sollte sie bei folgenden Indikationen durchgeführt werden: Belastungs- und Dranginkontinenz; Harnretention, Stuhlinkontinenz, Konstipation, Operationen, Lageanomalien, Schmerzsyndrome u. a..

Die Dokumentation erfolgt über einen Befundbogen, ein Beispiel zeigt die
Abb. 2.

Abb. 1:
Physiotherapeutische
Arbeit mit Palpation
Und
Spiegelkontrolle

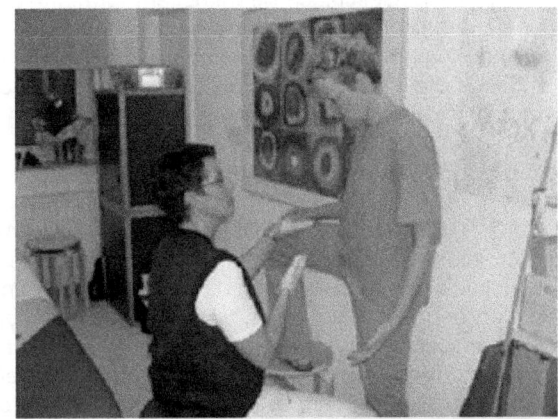

a) Untersuchung im
Stehen I

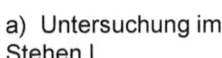

b) Untersuchung im
Stehen II

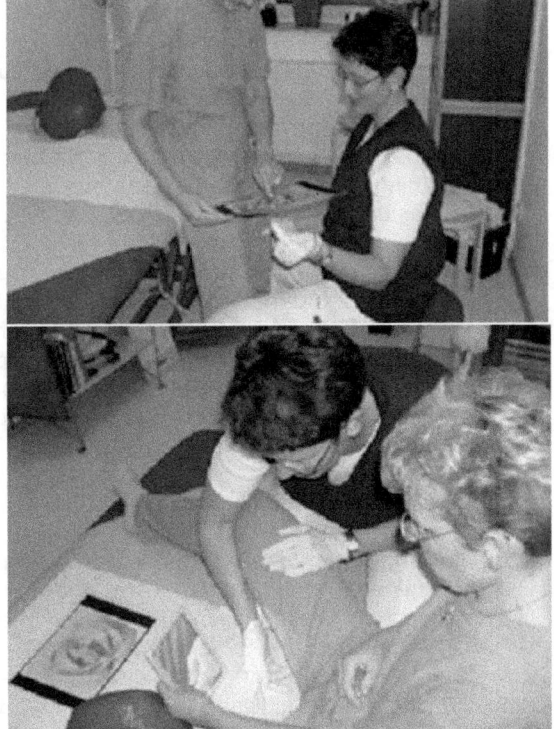

c) Spiegelkontrolle
als Feedback im Sitzen

Kontraindikationen sind für die Physiotherapeuten: Ablehnung durch Patienten, Verdacht auf Missbrauch, Verdacht auf psychische Störungen, Infektionen, Geschlechtskrankheiten, präpartal, unmittelbar postpartal/ postoperativ oder nach Bestrahlung.

Wenn Anamnese und Befundaufnahme die Richtung angezeigt haben, müssen die Trainingsziele abgestimmt werden, damit ein optimaler Behandlungsablauf resultieren kann.

1.1.3 Behandlungskonzepte

1.1.3.1 Behandlung bei Belastungsinkontinenz:

Hier muss im Vordergrund stehen, dass die Patientin erlernt, bei Druckbelastungen wie Husten, Niesen, Heben und Tragen den Beckenboden adäquat anzuheben, um dem geschädigten Beckenboden wieder eine bessere Reaktionskraft und -geschwindigkeit zu vermitteln. Die **Fast Twitch Fibres** müssen bevorzugt gebahnt werden, da insbesondere bei Allergikern oder chronischen Hustenattacken der Beckenboden von massiven Stößen belastet wird.

Bei Patienten, die viel heben, müssen auch die **Slow Twitch Fibres** trainiert werden, denn hier fehlt häufig die Ausdauerkraft des Beckenbodens. Der Beckenboden kann max. 10-15 Sekunden anspannen. Danach sollte er wieder entspannen dürfen. Die Anleitung den Beckenboden zu jeder Zeit anzuspannen (immer anspannen) führt häufig zu Fehlinterpretationen beim Patienten. Wichtig ist es, den Beckenboden bei einer Belastung kurzzeitig anzuspannen, um ihn anschließend wieder zu entspannen. Dies kann z.B. bei starken Niesattacken unter Umständen mehrmals hintereinander der Fall sein.

Diese Belastungssituation trainiert der Patient mit speziellen Übungen und automatisiert die Verhaltensweisen, um auf die alltäglichen Belastungen reagieren zu können (vgl. Abb. 106: Druckbelastung und Reaktion). Dies erfordert ein hohes Maß an Motivation und Compliance bei den Patienten, da nur ein konsequentes Training auch langanhaltenden Erfolg bringt. Sowohl die WHO wie auch die Arbeitsgemeinschaft Urogynäkologie und plastische Beckenboderekonstruktion (AGUB e.V.) der Dt. Gesellschaft für Gynäkologie und Geburtshilfe e.V. ordnen in ihren Empfehlungen der Belastungsinkontinenz Grad I die konservative Therapie als Behandlungsoption zu, und dazu gehört die (professionell angeleitete) Beckenbodenphysiotherapie.

1.1.3.2 Behandlung bei Drang- /Urge-Inkontinenz

Dranginkontinenz oder die ‚überaktive Blase' (OAB) hat unterschiedlichste Ursachen. Diese zeigen sich oftmals in einem Fehlverhalten bei den Toilettengängen. Die Patienten suchen häufig für Kleinstmengen die Toilette auf und verringern somit die Blasenkapazität. Sie reagieren bei ansteigendem Drang oft panisch und rennen zur Toilette. Die Lebensqualität ist dadurch erheblich eingeschränkt.

Befundbogen Frau: _____   geb. am.:_____ vom:_____

Vaginaler Befund ☐   Analer Befund ☐

Sichtbefund: (im Sitzen angelehnt an die Wand, mit Spiegelkontrolle):

_____

_____

Tastbefund: (im Stehen)

_____

_____

zuziehend: ja ☐   nein ☐   hypoton/normoton/hyperton
hebend: ja ☐   nein ☐

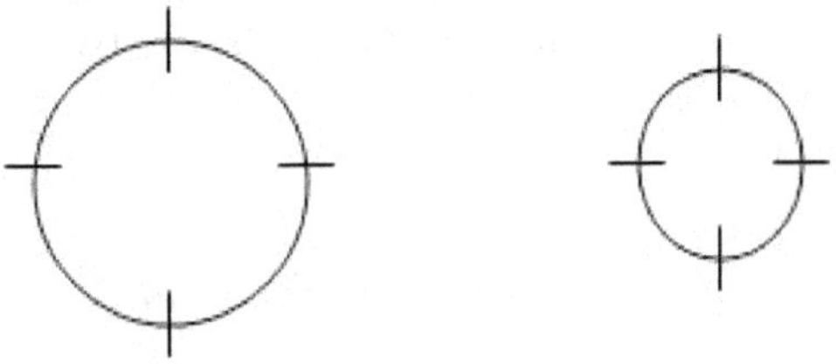

Kraft: 0 - 1 - 2 - 3 - 4 - 5 (Oxford Grading)
Zystozele: stark (III.°) mittel (II.°) leicht (I.°)
Rectozele: stark (III.°) mittel (II.°) leicht (I.°)
Uterus(Cervix: unteres 1/3 mittleres 1/3 oberes 1/3 der Scheide

Ausdauerkraft   <10 sec   10 sec   >10 sec
Schnellkraft   mäßig (3-5x) gut (bis 10x) schlecht/nicht möglich
Loslassen   mäßig   gut   schlecht

Uterus/Blase/Rectum - was ist gesenkt (mit Buchstaben im Schema eintragen)

Husten: Anspannung beim Husten:
☐   starke Senkung   ☐   bleibt starke Senkung
☐   leichte/mittelgradige Senkung   ☐   bleibt leichte/mittlere Senkung
☐   keine Senkung   ☐   keine Senkung mehr zu sehen

    Pressverhalten:
    ☐   starke Senkung
    ☐   leichte/mittelgradige Senkung
    ☐   keine Senkung

Stresstest im Stehen: kontinent/inkontinent Ausmass:
Stresstest im Liegen: kontinent/inkontinent Ausmass:

Abb. 2: Beispiel für einen physiotherapeutischen Befundbogen

Die Trink- und Miktionskontrolle ist hier ein wichtiges (und kostengünstiges) Verfahren, um den Patienten die eigene Blasenkapazität bewusst zu machen. Hat der Patient verstanden, dass seine Blase ca. 250-450 ml speichern kann, dann ist schon ein erster wichtiger Schritt geschafft. Das Abmessen der Harnmenge mit Messbecher ist hier das wichtigste sichtbare Feedback. Die Drangpatienten müssen lernen: „Kontinenz fängt im Kopf an." (Zitat: Prof. Otto, Bad Wildungen)

Sie erlernen, den Drang mit An- und Entspannen des Beckenbodens zu regulieren. Auch Entspannungsübungen (z.B. nach Jacobson oder autogenes Training) helfen, Barrieren zu überwinden.
Hier die wichtigsten Tipps bei Drang (vgl. Abb. 3 f).

> **Das Geheimnis der Blase besteht darin, den Druck in der Blase vom Gehirn aus zu steuern und nicht darin, schneller laufen zu können.**
> Zitat: Millard; Vom Drang zur Pein

Druckbelastung z.B. Hustenstoß

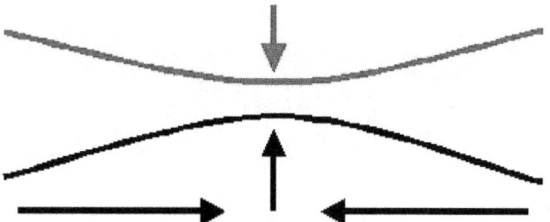

Zeitnahe Reaktion des Beckenbodens auf die Druckbelastung

Abb. 3: Druckbelastung und Reaktion

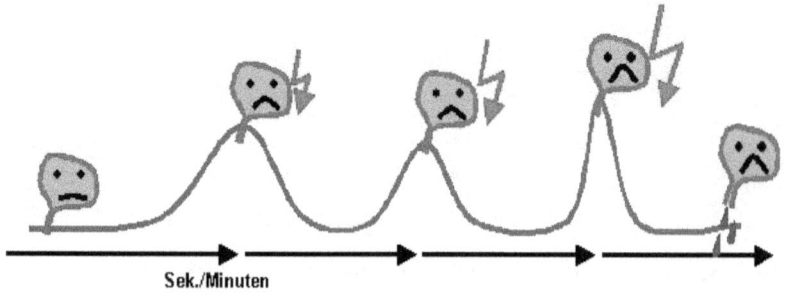

Sek./Minuten

Abb. 4: Drang-Symptomatik

Abb. 5: Tipps zur Eindämmung des Harndranges

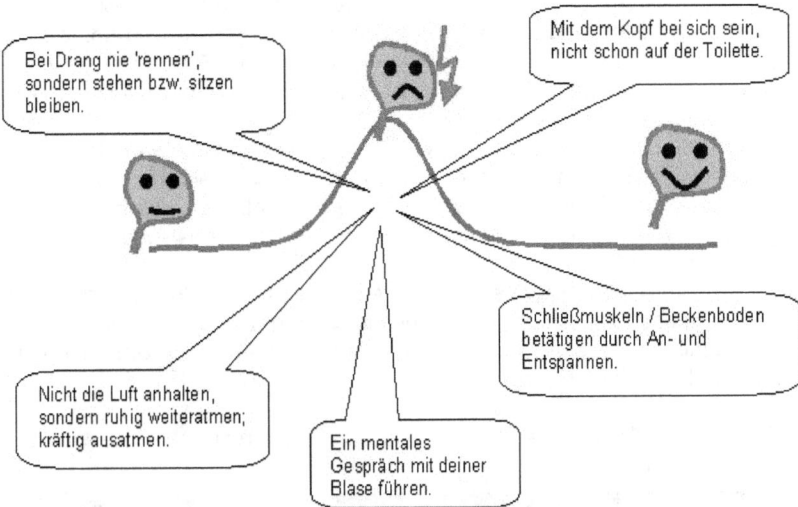

1.1.3.3 Behandlung der Mischinkontinenz

Häufig treten die Drang- und Belastungsinkontinenz gemeinsam auf. Daher vermischen sich dann die Konzepte der Behandlung dieser beiden Inkontinenzformen. Die Behandlung muss auch hier sehr individuell sein.

1.1.3.4 Behandlung bei Senkungen der Blase, des Darms und des Uterus/der Scheide

Wenn eine Senkung noch im Anfangsstadium ist, kann mit der Beckenbodentherapie oftmals der Zustand sehr zufriedenstellend gehalten oder sogar verbessert werden. Da Senkungen von den Patientinnen sehr unterschiedlich wahrgenommen werden und auch der Leidensdruck unterschiedlich ist, muss individuell vorgegangen werden.

In den meisten Senkungsfällen handelt es sich nicht nur um einen Muskelschaden, sondern vielmehr um eine bindegewebige Überdehnung der Scheide.

Die Beckenbodentherapie hilft, die noch vorhandenen Strukturen zu unterstützen/zu halten und sorgt dafür, dass prä- und auch postoperativ die funktionelle Situation der vorhandenen restlichen Muskulatur verbessert wird, um das strukturelle Defizit auszugleichen. Des Weiteren wird die Durchblutung angeregt und damit die Schwellkörperfunktion der venösen Plexus verbessert.

Stellt die Physiotherapeutin in der vaginalen Tastuntersuchung fest, dass z.B. eine Zystozele dritten Grades vorliegt, wird sie versuchen, durch Spiegelkontrolle der Patientin diesen Zustand zu erklären, ihr aber gleichzeitig vermitteln müssen, dass der Zustand durch Physiotherapie alleine nicht zufriedenstellend rückgängig gemacht werden kann.

Unterstützend ist eine physiotherapeutische Behandlung in jedem Fall wichtig, zu bedenken wäre, dass der Levator bei Vorliegen einer prolabierten Zystozele nicht richtig arbeiten d.h. kontrahieren kann, wenn der Weg durch eine Zystozele sozusagen versperrt ist. Hier sollte dann in Zusammenarbeit mit dem Arzt das weitere Vorgehen abgesprochen werden (Pessar, OP).

Hat die Patientin schon präoperativ eventuelles Fehlverhalten beim Wasserlassen und Stuhlgang und im Alltag korrigiert, ist der Erfolg postoperativ eindeutig besser und langanhaltender. Wichtig ist hier besonders die Haltungs- und Bewegungskontrolle sowie die Miktions- und Defäkationskontrolle der Patientin.

Bei allen Behandlungskonzepten können optional individuelle Trainingshilfen eingesetzt werden. In den Abbildungen 6 a/b sind unterschiedliche Trainingshilfen gezeigt, die von der betreuenden Physiotherapeutin erklärt und kontrolliert werden sollten.

Abb. 6a (links): Loveballs und Laycock-Elektrode

Abb. 6b (rechts): Rosenquarz-Eier

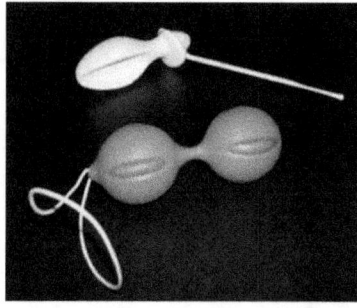
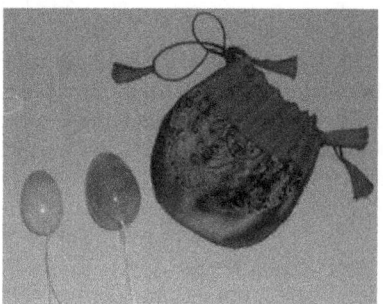

1.1.4 Fazit

Die spezialisierte Physiotherapie ist bei der Therapie von Harn- und Stuhlinkontinenz und bei Senkungsproblemen eine sehr wichtige und sinnvolle Maßnahme. Es ist wichtig, die Patientin durch eine genaue Anamnese und Befundung mit der richtigen Therapieoption für ihre Beschwerden zu behandeln.

Hier sollte durch eine genaue vaginale oder ggf. anorektale Tastuntersuchung das Ziel in der Behandlung konkretisiert werden. Das Feedback der Untersuchung führt zu einer Wahrnehmungsverbesserung beim Patienten.

Ein ausgewogenes Training von Fast- und Slow-Twitch-Fasern und das gezielte An- und Entspannen des Beckenbodens führen zu einer guten Koordination des Beckenbodens. Die begleitende Miktions- und Defäkationskontrolle ist bei allen Behandlungen wichtig, um das Fehlverhalten der Patienten zu verändern.

Zusätzlich muss in einer spezialisierten Therapie die Funktion und Lage der Beckenorgane berücksichtigt werden. Sowohl prä- wie postoperativ sollte die Physiotherapie eingesetzt werden, damit die Fehlfunktionen schon vor der Operation beseitigt werden und dann nach der Operation erst gar nicht mehr auftreten.

Dies ist sicher ein langfristiger Wunsch, aber in meiner Praxis wird dies schon oft von meinen zuweisenden Ärzten unterstützt.

Ein gutes Arzt-Patienten-Therapeuten-Verhältnis ist für die Therapie entscheidend, damit der Leidensdruck der Patienten so gut wie möglich reduziert werden kann.

Daher sollte eine spezialisierte Physiotherapeutin auch gute Kenntnisse über Operationstechniken, medikamentöse Therapien und Diagnoseverfahren haben.

Welche Vorteile hat die Patientin von einer spezialisierten Kontinenztherapie?

• Die sichere Wahrnehmung und Koordination des Beckenbodens steigert die Motivation und damit die Compliance für das Beckenbodentraining über einen langen Zeitraum.

• Die Patienten haben wieder Spaß an Bewegung, weniger Angst vor Harnverlusten und reduzierten Vorlagenverbrauch.

• Dies führt zu einer verbesserten Lebensqualität mit mehr Selbstvertrauen und einer Aufwertung der Psyche.

Kapitel 2 Klassische Elektrophysiotherapie

Die Elektrotherapie hat sich als wirksame Therapieform zur Behandlung der Inkontinenz bewährt. Der Einsatz ist bei der Stress- und bei der Drang-Inkontinenz möglich und sinnvoll. Bei Patienten mit Drang- und Mischinkontinenz kann durch Elektrotherapie ca. 1/3 der Betroffenen geheilt und 1/3 gebessert werden, 1/3 der Betroffenen gibt unverändert Beschwerden an. Bei Patienten mit Stress-Inkontinenz kann bei maximal ca. 50% eine Besserung erreicht werden.

Obwohl der Wirkungsmechanismus der Elektrostimulation bei der Inkontinenz noch nicht vollständig geklärt ist, geht man davon aus, dass durch eine direkte Beeinflussung der Nn. pudendi eine Kontraktion der Beckenbodenmuskulatur hervorgerufen wird. Dies führt zu einer Steigerung des Muskeltonus, zu einer Hypertrophie der Muskulatur und zu einer Verbesserung der Kontraktionsfähigkeit des Beckenbodens. Des Weiteren wird eine Normalisierung des Refluxmusters des kontinenzerhaltenden Or-gans durch die Elektrotherapie diskutiert. Dabei soll die Aussprossung erhaltener Motoneurone gefördert und die Reinnervation verbessert wer-den. Neben der Beckenbodenkontraktion und Kontraktion des externen urethralen Sphinkters kommt es auch zu einer rein reflektorischen Hemmung des N. pelvicus, was zu einer Relaxation des Detrusors führt. Zur Elektrostimulation setzt man intrakavitäre Elektroden oder externe Oberflächenelektroden ein, wobei die Wirkung umso besser ist, je näher die Elektroden an den Nn. pudendi liegen. Aus diesem Grund bevorzugt man die vaginale oder anale Applikation mit intrakavitären Elektroden, die einen guten Kontakt zur Schleimhautoberfläche garantieren. Die Elektrostimulation sollte bei Frauen mit einer schwachen Beckenbodenreaktion zum Einsatz kommen, um den Beckenboden zu reinnervieren. Für die Patientin sind die Muskelkontraktionen, die durch die elektrischen Impulse hervorgerufen werden, deutlich spürbar, wodurch die Muskulatur des Beckenbodens bewusst gemacht wird. Aus diesem Grund ist die Elektrotherapie als unterstützende Maßnahme zur Krankengymnastik zu empfehlen. Zur Sicherung des Therapieerfolges sollten die kranken-gymnastischen Übungen sowie die Elektrotherapie von der Patientin zu Hause fortgeführt werden. Dazu kommen Elektroheimgeräte zum Ein-satz, welche zunächst für einen Zeitraum von ca. 3 Monaten verordnet werden sollten. Bei einigen Patientinnen kann eine Dauerverordnung erforderlich sein.

Folgende Kontraindikationen sind bei der Verordnung von Elektrotherapie unbedingt zu beachten:

- Schwangerschaft,
- Menstruation, Zwischenblutung,
- Entzündungen (Kolpitis),
- Harnwegsinfektionen,
- Uterus myomatosus mit Wachstumstendenz,
- Harnretention,
- Schwere Herzrhythmusstörungen,
- Kein Einsatz **hochfrequenter Ströme** bei Patienten mit Herzschrittmacher.

2.1 Verwendete Stromarten in der Elektrotherapie (vgl. Tabelle 1)

2.1.1 Elektrotherapie mit nichtmodulierten mittelfrequenten Strömen
Ältere Patienten, die oft den niederfrequenten Strom als unangenehm empfinden, tolerieren die Anwendung mittelfrequenter Ströme wesentlich besser. Hierbei werden zwei Elektroden suprasymphysär und je eine Elektrode an den Oberschenkelinnenseiten positioniert, so dass der Beckenboden im Kreuzungsbereich der beiden mittelfrequenten Ströme liegt (Interferenzstromverfahren nach Nemec). Die Stimulation erfolgt täglich 20 Minuten lang mit einer Schwebungsfrequenz von 50 Hz.

2.1.2 Elektrotherapie mit hochfrequenten Strömen
Patienten mit Neigung zu Verkrampfungen im Detrusor-Sphinkter-Bereich können mit hochfrequenten Strömen (Kurz-, Mikrowelle) behandelt werden. Die elektromagnetische Energie wird dabei vom Körpergewebe absorbiert und in Joule-Wärme umgewandelt. Diese Wärme bewirkt die Muskelentspannung und Durchblutungsverbesserung. Es sollte eine Therapieserie von 10 Einzelbehandlungen erfolgen. Die Sitzungen werden täglich bis dreimal wöchentlich jeweils 20 Minuten lang mit einem deutlichen Wärmeempfinden durchgeführt (subjektive Dosierung nach Schliephake).

Tabelle 1: Anwendung klassischer Stromarten in der Elektrotherapie

Stromart	Anwendung
Niederfrequenter Strom	
Transkutane elektrische Nervenstimulation (TENS) 10-100 Hz	Sensorische Drang-Harninkontinenz, Urethralsyndrom, Reizblase
10-20 Hz Kurzzeitstimulation	Idiopathische (motorische) Dranginkontinenz
50 Hz Langzeitstimulation	Stressinkontinenz
10-20/50 Hz Stimulation	Stress- und Drang-Harninkontinenz
Mittelfrequenter Strom (Interferenzstrom)	Stress- und/ oder Drang-Harninkontinenz (vor allem im höheren Lebensalter)
Hochfrequenter Strom (Kurz-, Mikrowelle)	Verbesserung der Durchblutung, allgemeine Entspannung und Entkrampfung im Detrusor-Sphinkter-Bereich

2.2 Elektrotherapie bei Dranginkontinenz

Therapieziel: Wiederherstellung des Gleichgewichts zwischen hemmenden und aktivierenden Einflüssen durch Reizung der afferenten Fasern des N. pudendus bei nicht neurogen bedingter Hyperaktivität des Detrusors. In der klinischen Praxis werden kurzdauernde (300 µs) Rechteckimpulse mit einer Frequenz von 10 Hz eingesetzt. Die kontinuierliche Stimulation wird täglich ein- bis zweimal für ca. 20 Minuten lang mit maximal tolerierbaren Stromintensitäten (bis 100 µA) durchgeführt. Moderne Geräte bieten außerdem die Möglichkeit einer Burst-Stimulation. Hierbei werden Gruppenimpulse von je sieben Einzelimpulsen mit einer Frequenz von 5 Hz eingesetzt. Diese Burst-Impulse werden trotz niedriger Frequenz gut toleriert.

2.3 Elektrotherapie bei Stressinkontinenz

Therapieziel: Verbesserung der urethralen Verschlussfunktion infolge Reinnervation des Beckenbodens durch eine Aktivitätszunahme der slow-twitch-Fasern.

2.4 EMG-Biofeedback-Therapie

Neben der Elektrotherapie gibt es als weitere konservative Therapiemöglichkeit das EMG-Biofeedback. Im Bereich der Inkontinenz lassen sich diese Geräte sowohl bei der Urininkontinenz, gegliedert in:

• Stressinkontinenz (Aufbau der Beckenbodenmuskulatur),
• Dranginkontinenz (Relaxation der Beckenbodenmuskulatur),
• Mischinkontinenz,

und bei der Stuhlinkontinenz als eine einfach zu handhabende Therapie einsetzen. Biofeedback bedeutet, dass eine Therapie stattfindet „unter Nutzung optisch oder akustisch dargestellter Feedback-Effekte, die ei-nem Patienten das Ergebnis willentlich gesteuerter Aktionen auf das Vegetativum sichtbar machen; die Signale bestätigen dadurch die Eigenkontrolle und die eigene Beeinflussungsmöglichkeit und ermöglichen so-mit ein „Biofeedback-Training" [Roche Lexikon Medizin]. EMG ist die Abkürzung für Elektromyographie und bedeutet die „Erfassung und Darstellung der elektronisch erfassten und verstärkten Aktionspotentiale der Muskeln" [Roche Lexikon Medizin]. Dargestellt wird bei einer sogenann-ten Oberflächen-EMG die summierte Aktivität aller unter der Messelektro-de liegenden motorischen Einheiten (gemessen in µV). Da die unter-schiedlichen EMG-Biofeedback-Geräte der einzelnen Hersteller in ver-schiedenen Frequenzbereichen (breite und enge Filterbereiche) das RMS-Signal erfassen, erhält man hier unterschiedliche Messwerte bei verschiedenen Gerätetypen.

Abb. 7 : Parameter der klassischen Elektrostimulationsbehandlung bei Belastungs- und Dranginkontinenz

Anm.: Elektrostimulationswert „BURST" zur Behandlung der Drang- (Urge-)Inkontinenz

BURST = 7 Einzelimpulse

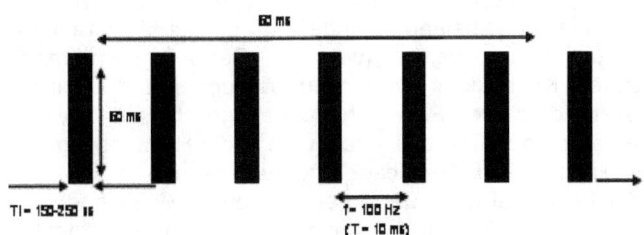

Aufeinanderfolgende BURST

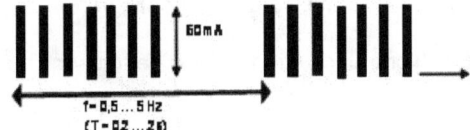

Einzelimpulse

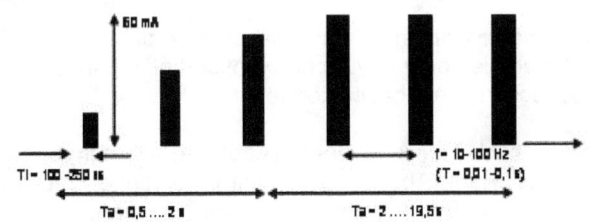

Aufeinanderfolgende Impulsgruppen

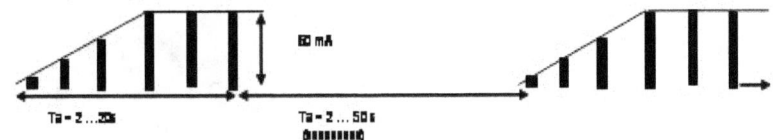

Zur Messung des EMG-Signals sind zwei aktive Elektroden sowie eine Referenzelektrode als neutraler Bezugs-punkt auf Grund des eingesetzten Differentialverstärkers notwendig. Hierbei können die Aspekte der Stärke der Anspannung, Dauer der Anspannung und die Zeit bis zum Eintritt der Anspannung und Ruhelage beurteilt werden, was sich aber je nach eingesetztem Gerät unter-scheidet. Bei EMG-Geräten mit zwei aktiven, voneinander unabhängigen Messelektroden (Bimodales Biofeedback) kann zusätzlich die simultane Anspannung der Bauchmuskulatur berücksichtigt werden. Durchgeführt wird diese Therapie und Messung mit Hilfe von intrakavitären Elektroden (vaginal oder rektal) oder alternativ mit Oberflächenelektroden. Die Therapie sollte durch die Patientin selbständig mindestens einmal täglich für ca. 20-30 Minuten durchgeführt werden (wird von Gerät und Programm vorgegeben). Da die Kontraktion anderer Muskelgruppen und somit ein fehlerhaftes Training durch den Patienten nicht ausgeschlossen ist, soll-ten die Patienten durch qualifizierte Therapeuten in die Handhabung und das Training mit einem EMG-Biofeedback eingeführt werden.

Eine Vielzahl der heute auf dem Markt befindlichen EMG-Biofeedback-Trainingsgeräte hat die Möglichkeit, die einzelnen durch die Patienten zu Hause durchgeführten Therapiesitzungen abzuspeichern, so dass es sinnvoll ist, die Patienten zu einem Kontrolltermin nach 12 Wochen wieder einzubestellen und mit ihnen eine Auswertung durchzuführen.

Kontraindikationen, bzw. relative Kontraindikationen sind bei dieser The-rapie:

• fehlende Compliance,
• unklare Genese, bzw. noch nicht abgeschlossene Diagnostik,
• Menstruation,
• Vorhandensein von Symptomen einer Blaseninfektion,
• Patienten mit mentalen oder physischen Einschränkungen, die das Ge-rät nicht entsprechend handhaben können.

Die EMG-Biofeedback-Trainingsgeräte (Abb. 8a) werden ebenso wie Elektrostimulationsgeräte (Abb. 8b) zunächst für einen Zeitraum von ca. 3 Monaten verordnet. Bei einigen Patienten/innen kann eine Verlän-gerung der Verordnung indiziert sein, ggf. auch eine Dauerverordnung.

Abb. 8a: Modell-Beispiel eines
Heimgerätes

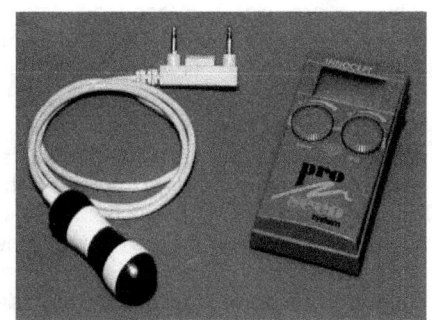

Abb. 8b: Confidence XP

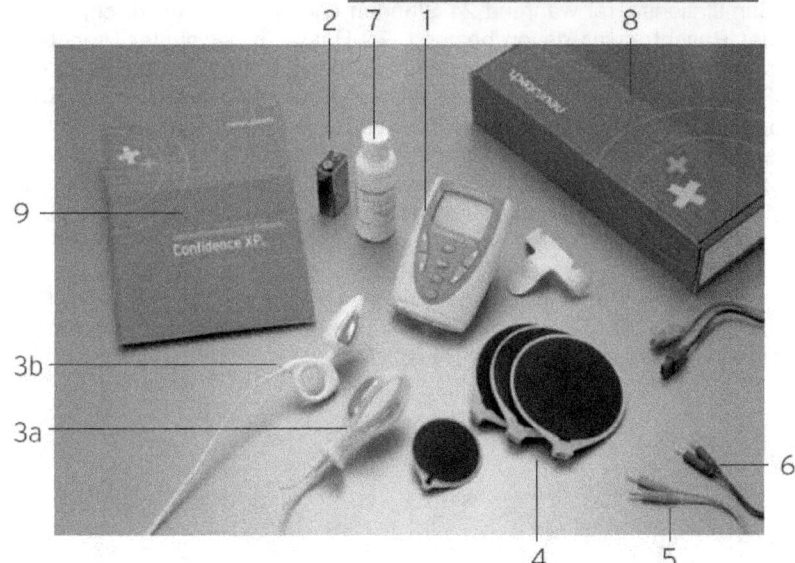

1. 1 x Confidence XP®
2. 1 x 9 Volt Batterie
3. 1 x Sonde optional
   oder Rektalsonde (b)
4. 1 x 4 Dauerelektroden
5. 1 x Kabel (hellblau)
6. 1 x Kabel (dunkelblau)
7. 1 x Elektrodengel optional
8. 1 x Versandkarton
9. 1 x Bedienungsanleitung

2.5 Interne Elektrotherapie – Die sakrale Nervenstimulation (SNS)

Diese neuere vielversprechende Therapiemöglichkeit bietet sich für Patienten und Patientinnen mit schwachem, aber weitgehend intaktem Schließmuskel oder mit gestörtem Enddarmempfinden (rektale Sensibilität) an. Es handelt sich um ein minimal-invasives Verfahren, das zunächst bei einer Teststimulation erprobt wird. Dabei wird ambulant in örtlicher Betäubung eine Nadel durch das Kreuzbein zu dem Nerv, der den Beckenboden versorgt, eingebracht. Über diese Nadel kann der Nerv stimuliert werden und bei günstiger Lage, d.h. bei einer Kontraktion des Beckenbodens, kann eine Elektrode durch die Nadel eingeführt werden. Diese Elektrode wird dann mit einem externen Stimulationsgerät verbunden. Nun wird der Beckenboden durch dieses Stimulationsgerät während 24 Stunden chronisch stimuliert, ohne dass der Patient etwas davon bemerkt. Zu Hause in gewohnter Umgebung kann nun die Wirkung dieser Stimulation überprüft werden. Tritt eine Reduktion der Inkontinenzsymptome von über 50% auf, wird der externe Stimulator durch einen implantierbaren Neurostimulator (ähnlich einem Herzschrittmacher) ersetzt, der im Gesäßbereich unter die Haut implantiert wird. Dieser übernimmt dann die Funktion der chronischen Stimulation. Der Patient kann mit einer Fernbedienung die Stimulationsstärke beeinflussen. Ein Ausschalten für eine Stuhlentleerung (Defäkation) ist in der Regel nicht nötig. Die Dauerstimulation der Nerven führt einerseits zu einer verbesserten Empfindlichkeit des Enddarmes (rektale Sensibilität) auf ankommenden Stuhl und andererseits zu einer verbesserten Schließmuskelfunktion.

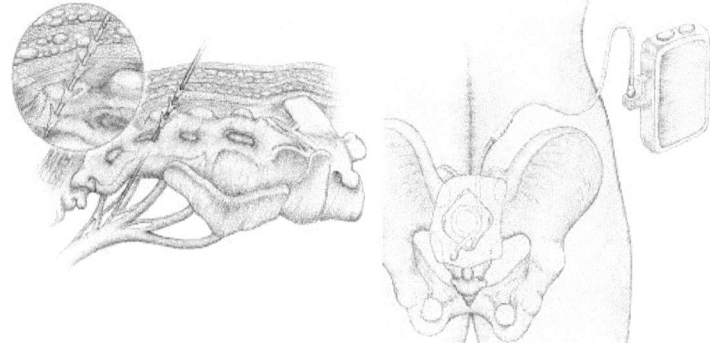

Abb. 9: Einlage einer Elektrode durch eine Öffnung (Foramen) im Steißbein (Sacrum) an den Nerven (Spinalnerv 3 oder 4) und Verbindung mit dem Impulsgeber

Häufig wirkt sich die Stimulation des Beckenbodens auch auf gleichzeitig bestehende Drang-Urininkontinenz günstig aus. Daher wollen wir diese Behandlungsform noch etwas tiefergehend betrachten:

2.5.1 Welche Erkrankungen können mit der Sakralnervenstimulation (SNS) behandelt werden?

Da die Sakralnerven die Funktion verschiedener Organe im kleinen Becken steuern, kann diese Therapie bei sehr verschiedenen Erkrankungen eingesetzt werden. Patienten, die unter mehreren dieser Erkrankungen leiden, können also in mehrfacher Hinsicht von der Sakralnervenstimulation profitieren:

- überaktive Blase wie z.B. unwillkürlicher Urinverlust mit Harndrang (=Dranginkontinenz); übermäßig häufiges Wasserlassen (mehr als 10x pro Tag),
- schlaffe Blase, so dass täglich eine mehrfache sterile Selbstkatheterisierung erforderlich ist,
- chronischer Beckenschmerz (auch interstitielle Zystitis),
- Stuhlinkontinenz,
- Verstopfung.

Der Arzt hat der Frau zu der Sakralnervenstimulation geraten, weil nichtoperative Behandlungsmaßnahmen nicht den gewünschten Erfolg gebracht haben. Zu diesen nichtoperativen Behandlungsmaßnahmen zählen je nach Erkrankung:
- Medikamente,
- diätetische Maßnahmen,
- Beckenbodentraining,
- Toilettentraining,
- Biofeedback,
- Darmspülung,
- externe Elektrostimulation.

Andere Operationsverfahren, die prinzipiell in Betracht gezogen werden können, sind bei überaktiver Blase:
- Injektion von Botulinumtoxin A,
- Vergrößerung der Blase durch ein Darmsegment,
- Harnableitung über ein ausgeschaltetes Darmsegment,
- Blaseninstillation/EMDA.

Bei Stuhlinkontinenz sind es:
- dynamische Gracilisplastik,
- künstlicher Analschließmuskel,
- Stoma.

Ursache für die oben genannten Funktionsstörungen der Blase, des Darmes oder des Beckenbodens kann z.B. eine neurologische Erkrankung sein. Dazu zählen:

- Multiple Sklerose,
- Parkinson-Erkrankung,
- Rückenmarksverletzungen,
- Nervenschädigungen durch Diabetes.

Eine Stuhlinkontinenz kann auch eine Folge eines Geburtstraumas sein, die oft erst nach vielen Jahren auftritt, wenn die Muskeln des Beckenbodens, die Schließmuskelschwäche nicht mehr kompensieren können. Auch Operationen am Enddarm (z.B. Hämorrhoiden, Entfernung von Darmsegmenten) oder im kleinen Becken (Inkontinenz-Operationen, Wertheim-Operation bei Gebärmutterhalskrebs) können solche Funktionsstörungen verursachen. Aber nicht selten ist die eigentliche Ursache auch gar nicht bekannt.

2.5.2 Prinzip der Sakralnervenstimulation (SNS)

Bei dieser Therapie wird eine Elektrode unter Röntgenkontrolle im Bereich des Kreuzbeines an den sogenannten sakralen Spinalnerven eingepflanzt, die den Enddarm, den analen Verschlussapparat und die Blase versorgen. Die Elektrode wird dabei durch eine natürliche Öffnung des Kreuzbeinknochens, die im Röntgen sichtbar ist, eingeführt. Auf jeder Seite befinden sich vier solcher natürlicher Öffnungen im Kreuzbein (siehe Abb. 9). Ein Schrittmacher (Neurostimulator), der zusätzlich im Gesäß- oder Unterbauchbereich implantiert wird, gibt über die Elektrode ähnlich wie ein Herzschrittmacher permanente schwache elektrische Impulse an diese Sakralnerven ab. Da die Sakralnerven die Funktionen der Beckenorgane steuern, wird die natürliche Funktionalität von Blase und Darm wiederhergestellt. Die Stärke der elektrischen Impulse wird individuell an die Bedürfnisse der Patienten angepasst, so dass nur ein leichtes Kribbeln zu verspüren ist (vgl. Abb. 10).

Nach einiger Zeit werden diese Impulse aber von den meisten Patienten gar nicht mehr bewusst wahrgenommen. Es wird also häufig unterhalb der Empfindungsschwelle stimuliert.

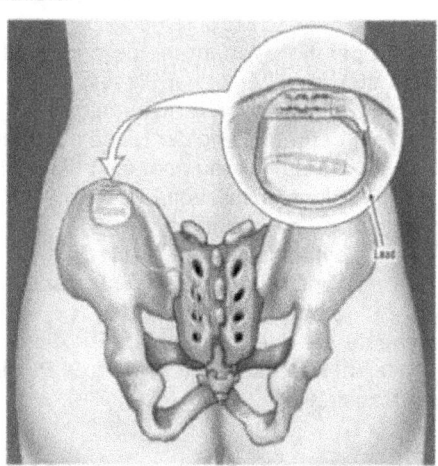

Abb. 10:: Prinzip der SNS

Der gesamte Eingriff erfordert nur kleine Hautschnitte und wird deshalb als minimal invasiv bezeichnet. Er wird im Rahmen eines Krankenhausaufenthaltes, üblicherweise unter Vollnarkose, durchgeführt. Die eingesetzten Implantate werden komplett unter die Haut eingepflanzt, so dass sie im Allgemeinen äußerlich nicht bemerkt werden. Lediglich bei schlanken Patienten kann es zu einer leichten Ausbeulung an der Schrittmachertasche kommen. In diesen Fällen kann auch ein kleinerer Schrittmachertyp verwendet werden.

Der Schrittmacher lässt sich jederzeit nach dem Eingriff von Außen (telemetrisch) über ein Steuergerät des Arztes programmieren und fein abstimmen, so dass sich auch später noch die Therapie optimieren lässt. Die Frau erhält darüber hinaus eine Fernbedienung, über die sie den Schrittmacher jederzeit aus- und einschalten sowie die Stärke der elektrischen Impulse verändern kann. Die Batterie ist stark abhängig von den Stimulationsparametern und hat etwa eine Lebensdauer von 5-9 Jahren. Danach muss der Schrittmacher in einem weiteren Eingriff ausgetauscht werden.

2.5.3 Wie kann eine Frau feststellen, ob diese Schrittmachertherapie für sie geeignet ist?

Im Vergleich zu anderen operativen Alternativen bietet die Sakralnervenstimulation (SNS) den besonderen Vorteil, dass sich das spätere Behandlungsergebnis durch eine Teststimulation gut vorhersagen lässt. Wie oben beschrieben, wird der Patientin für diese Teststimulationsphase eine Elektrode - manchmal auch zwei - im Bereich des Kreuzbeines eingepflanzt. Während der Testphase wird die Elektrode mit einem externen Stimulator verbunden (siehe Abb. 11), der am Gürtel getragen werden kann. Die Teststimulation dauert je nach Krankheitsbild zwischen 5 und 30 Tagen. Allerdings muss man nur wenige Tage nach der Operation im Krankenhaus bleiben, wo man mit der Bedienung des externen Stimulators vertraut gemacht wird. Der Rest der Testphase wird unter Alltagsbedingungen in der häuslichen Umgebung weiter geführt. Während dieser Testphase sollte man ein Blasen- oder Stuhltagebuch führen, damit der Arzt erkennen kann, ob und in welchem Ausmaß sich die Beschwerden durch die Sakralnervenstimulation gebessert haben.

Nur wenn sich diese Beschwerden im Rahmen dieser Testphase deutlich gebessert haben, ist die Implantation des Schrittmachers zu empfehlen. Ansonsten wird die Elektrode wieder entfernt.

Für die **Testphase** können **zwei verschiedene Techniken** eingesetzt werden:

A. Testung mit einer einfachen Drahtelektrode oder

B. Testung mit der permanenten (endgültigen) Elektrode.

Beide Verfahren sind mit folgenden Vor –und Nachteilen verbunden:

A. Testung mit einer einfachen Drahtelektrode (Abb. 11)

Dieses Verfahren ist weniger invasiv, es sind keine Hautschnitte erforderlich. Im Falle eines ausbleibenden Behandlungserfolges lassen sich die Elektroden einfach wieder (ohne Operation) entfernen. Nachteilig ist, dass diese Elektroden leicht verrutschen und damit die Erfolgsraten für diese Technik deutlich geringer sind. Außerdem kann es vorkommen, dass nach der Implantation des Schrittmachers die Therapie nicht mehr so gut funktioniert wie in der Testphase.

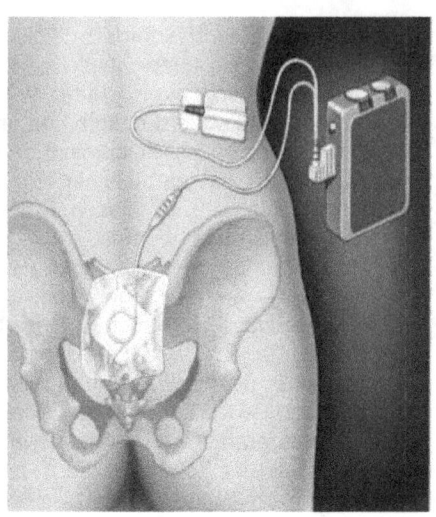

Abb. 11: Testung mit Drahtelektrode

B. Testung mit der permanenten (endgültigen) Elektrode (Abb. 12)

Besonderheit dieses Verfahrens ist, dass bei erfolgreicher Testphase nicht mehr die Elektrode neu gelegt werden muss, sondern nur noch der Schrittmacher unter der Haut eingepflanzt und mit der schon implantierten Elektrode verbunden wird. Daraus resultieren die folgenden Vorteile: eine deutlich höhere Erfolgswahrscheinlichkeit, mehr Programmiermöglichkeiten während der Testphase, bessere Vorhersage des späteren Behandlungserfolges sowie Verkürzung des zweiten operativen Eingriffes.

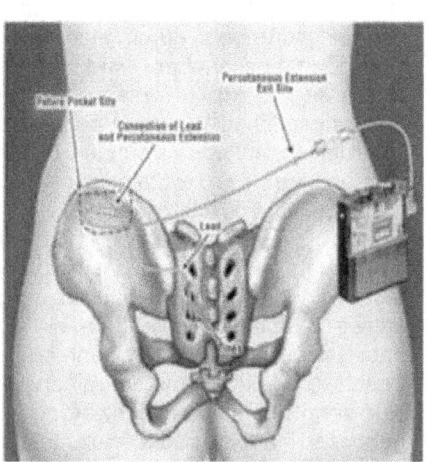

Abb.12: Testung mit der Permanentelektrode

Allerdings ist dieses Verfahren etwas invasiver, da drei kleine Hautschnitte erforderlich sind. Verläuft die Testphase nicht erfolgreich, so muss die Elektrode wieder in einem kurzen Eingriff entfernt werden. In der Regel lassen sich alle Komponenten wieder komplett aus dem Körper entfernen. Alternativ könnte die Elektrode auch bei mangelhaftem Ansprechen der Therapie im Körper belassen werden.

2.5.4 Nutzen und Risiken der SNS

Die Sakralnervenstimulation wird seit 1994 in Europa angewendet. Inzwischen wurden mehr als 50.000 Patienten mit dieser Methode behandelt. Auch im Langzeitverlauf profitiert die Mehrzahl der Patienten von der Sakralnervenstimulation. Diese ist im Vergleich zu ihren operativen Alternativen relativ risikoarm und weniger invasiv.

Dennoch können folgende Komplikationen auftreten, die in der Regel jedoch gut beherrschbar sind:

• Schmerzen an der Stelle, wo Schrittmacher oder Elektrode eingepflanzt sind,
• Infektionen,
• technische Geräteprobleme (z.B. Elektrodenbruch bei Stürzen),
• Verrutschen der Elektrode,
• Wundheilungsstörungen,
• Missempfindungen im Dammbereich oder in den Beinen,
• veränderte Darm- oder Blasenfunktion,
• Verletzung von Blutgefäßen,
• Thrombose- und Embolierisiko sowie
• allgemeine OP-Risiken.

Eine dauerhafte Schädigung der Nerven durch Elektrostimulation ist bisher nicht bekannt geworden.

Viele dieser Komplikationen oder Nebenwirkungen erfordern keine weitere Operation. Bei Missempfindungen oder Verrutschen der Elektrode hilft häufig eine neue Einstellung des Schrittmachers. Mit der Verabreichung von Antibiotika wird das Risiko einer Infektion reduziert.

Eine operative Entfernung des Schrittmachers ist nur in seltenen Fällen erforderlich. Druckschäden an Nerven oder Weichteilen mit Empfindlichkeitsstörungen und selten Lähmungen der Beine, die durch die Operationslagerung auftreten, sowie Haut- und Gewebeschädigungen durch Kriechströme, Hitze (z.B. Wärmematten) und/oder Desinfektionsmittel bilden sich meist von selbst zurück. Sie können in Einzelfällen aber auch eine langwierige Behandlung erfordern.

Bei Allergie oder Überempfindlichkeit (z.B. auf das Fremdmaterial, Medikamente, Desinfektionsmittel, Latex) können vorübergehend Schwellung, Juckreiz, Niesen, Hautausschlag, Schwindel oder Erbrechen und ähnliche leichtere Reaktionen auftreten.

Auch vorbereitende, begleitende und nachfolgende Maßnahmen sind nicht völlig risikofrei.

So können z.B. Infusionen oder Injektionen gelegentlich örtliche Gewebeschäden (Spritzenabszesse, Nekrosen, Nerven- und/oder Venenreizungen/-entzündungen) nach sich ziehen.

Unvorhersehbare Komplikationen oder körperbauliche Besonderheiten können eine Erweiterung der Operation erforderlich machen. Bitte erteilen Sie Ihre Einwilligung in notwendige oder sinnvolle Erweiterungen und Änderungen des vorgesehenen Eingriffs schon vor der OP, damit diese im selben Betäubungsverfahren durchgeführt werden können und ein erneuter Eingriff vermieden wird.

2.5.5 Worauf ist zu achten?

Sowohl der externe Stimulator als auch der implantierte Schrittmacher können durch starke elektromagnetische Felder gestört werden. Übliche Geräte im Haushalt stören jedoch den Schrittmacher nicht. Nähere Einzelheiten zu den technischen Besonderheiten und Warnhinweisen können der jeweiligen Herstellerbroschüre entnommen werden. In den ersten zehn Tagen nach Implantation der Elektrode sind übermäßige Dreh- oder Beugebewegungen des Rückens zu vermeiden, um ein Verrutschen der Elektrode auszuschließen. Wenn die permanente Elektrode eingewachsen ist, kann die Patientin ihre üblichen Alltagsaktivitäten (z.B. Wandern, Radfahren, Schwimmen, Golfen usw.) wieder aufnehmen.

2.6 Externe Elektrische Muskuläre Aktivierung (EEMA)

Training mit Strom ist im Augenblick in der Welt der Fitness-Studios und Trainingszentren sehr angesagt und wird immer beliebter, das sog. „Stromtraining" verbreitet sich immer mehr. Was aber macht EMS Training (**E**lektrische **M**uskel **S**timulation) oder auch Reizstromtraining genannt, allgemein so populär? Und was könnte es für den Bereich der Beckenbodenfunktionsschwäche ebenso attraktiv machen?

Zwar propagieren auch die „EMS-Studios", dass dieser Effekt zu erzielen sei. Doch sind diese Geräte und die von ihnen „hergestellte" Stromform für unseren tief im Körper gelegenen Beckenboden ungeeignet. Der Stimulationseffekt beruht auf einer direkten Ansprechbarkeit der Muskelfasern auf den Stromimpuls auch dann, wenn die neuro-motorische Integrität (zum Beispiel nach Geburten) gestört ist.

Während des Trainings kann man sich bewegen – je nach Trainingsziel - muss es aber nicht. *Für den Beckenboden ist es aber offensichtlich sehr wichtig, dass man hier (unter individueller Anleitung) in der Bewegung trainiert.* Der Anwender kann aber auch grundsätzlich einfach nur dastehen und das EMS-Gerät das Training „durchführen" lassen.

Der Körper fühlt sich nach der EMS-Fitness gestrafft, leicht und fit an, vorausgesetzt, man trainiert mit moduliertem Mittelfrequenzstrom. Man fühlt sich weder „kaputt" noch überanstrengt, aber das Körpergefühl ist gut. Beim niederfrequenten EMS-Strom kommt es häufig zu mehr oder minder unangenehm empfundenem Muskelkater, wie man das auch aus dem normalen Training kennt. Anders ausgedrückt: haben Sie nach Ihrem Training Muskelkater, dann waren Sie sehr wahrscheinlich am falschen Gerät.

2.6.1 (E)EMA und EMS – der große „kleine Unterschied"

EMS bedeutet ‚elektrische Muskelstimulation'
EMA bedeutet ‚elektrische Muskelaktivierung'.

Grundsätzlich geht es in beiden Fällen darum, mit Strom Muskelkontraktionen zu bewirken.

Tut man dies mit sogenanntem „Reizstrom" (also **niederfrequentem** Strom) dann bezeichnet man das traditionell als **„EMS"**. Hier werden die motorischen Nerven gereizt, was schließlich zur Muskelkontraktion führt. Klassisch wird diese Therapieform zum Beispiel unter Verwendung von Vaginalsonden oder sog. präsakralen Schmetterlings(klebe)elektroden durch die Haut bei Drangblasenproblemen angewandt.

Nutzt man hochwertigen **Mittelfrequenzstrom** (dessen „Herstellung" technisch aufwendiger ist und daher diese Geräte teurer, weniger verbreitet und vor allem nicht ohne weiteres als Heimgeräte anwendbar sind), spricht man bevorzugt von **„EMA"**. Die **Modulation** der Mittelfrequenz erlaubt es, Muskelzellen quasiphysiologisch zu aktivieren und so zur Kontraktion zu bringen, ohne die Nerven zu reizen.
EMA hat aber noch weitere Vorteile gegenüber den herkömmlichen EMS Geräten. So zum Beispiel die Zellaktivierung (Anwendungsgebiet hier sind z. B. Wundheilungsförderung bzw. die Anwendung bei Wundheilungsstörungen) sowie eine Tiefen- und Volumenwirkung (in der klinischen Anwendung bei neurologischen und/oder muskulären Problemen sowie in der Schmerztherapie).
So dienen die Begriffe EMS und EMA als Abgrenzung. EMA ist letztlich auch eine Form von EMS, somit kann man für EMA-Training mit mittelfrequentem Strom beide Begriffe grundsätzlich nutzen – während für das Training mit niederfrequentem Reizstrom nur der Begriff der „EMS" benutzt werden kann (da es keine Muskelaktivierung ermöglicht, sondern nur eine „Reizung"; am Blasenmuskel z. B. führt die Nerven"reizung" zu deren Entspannung). Da die Technik des niederfrequenten Reizstroms bekannter ist, ist auch die Bezeichnung EMS deutlich mehr verbreitet als die fachliche Definition EMA. Wir sollten hier aber aufgrund des hohen Qualitäts- und Effektivitätsunterschiedes sehr genau differenzieren.

2.6.2 EEMA-Training - Tiefenwirkung, Volumenwirkung und Zellaktivierung

Aktivieren statt reizen: Diese gesunde, strombasierte Trainingsmethode für Praxis oder Studio in einem Ganzkörpertrainingssystem verfügt über das Generieren eines Impulses aus modulierter Mittelfrequenz, über eine Stromform, mit der quasiphysiologische Impulse in fast jedes Gewebe gesetzt werden können und somit eine optimale Tiefenwirksamkeit erreicht werden kann.

Tiefenwirkung - Trainiert auch die Tiefenmuskulatur
Dieser modulierte mittelfrequente Strom besitzt auch in der Tiefe des Körpers eine Signalreinheit, die es erlaubt – je nach Einstellung durch den Elektrotherapeuten - tiefsitzende motorische Nerven zu erreichen, oder die Kontraktion direkt in den Muskeln auszulösen.

Die Wissenschaft spricht daher von der „quasi-physiologischen" Wirkung der modulierten Mittelfrequenz. Somit können mehr Muskelgruppen erreicht und trainiert werden als beim EMS-Training mit anderen Stromformen oder einer transvaginal oder transanal applizierten Sonde und EMS-Strom.

Volumenwirkung - Kraftvolle Reichweite

In der Behandlung mit modulierter Mittelfrequenz (MET = mittelfrequente Elektrotherapie) genügen wenige Elektrodenpaare (Ausgänge). Durch die Aktivierung aller durchströmten Gewebearten entsteht eine breite Feld-wirkung. Zum Beispiel können zwei Arm-Elektroden ausreichen, um den gesamten Oberkörper anzusprechen, die Muskeln zur Kontraktion zu bringen und die Körperzellen im durchströmten Gewebe zu aktivieren.

Zellaktivierung - Gesunde Impulse für den Körper

Die modulierte Mittelfrequenz, durchströmt sämtliches Gewebe (u.a. Haut, Muskel, Fett) und aktiviert deren jeweilige Zellen. Das bedeutet, dass der Strom die Zellen in einen Zustand versetzt, der dem Zustand kurz vor der Zellteilung ähnelt. Die Zellen sind voller ‚Leben', der Stoffwechsel ist erhöht, Nährstoffe können von den Zellen besser aufgenommen werden, aber auch die Abfall-produkte werden schneller abtransportiert. Das ist wichtig, wenn man an die Anwendung bei Wundheilungsproblematik denkt.

2.6.3 Das Stromkonzept:

Der vom Therapiegerät zur Verfügung gestellte Strom ist eine modulierte Mittelfrequenz die sich dadurch auszeichnet, dass sie mit einer 2kHz Trägerwelle (auch diese ist grundsätzlich veränderbar) arbeitet, die auf zwei unterschiedliche Weisen moduliert werden kann. Die Trägerwelle selbst zeichnet sich mit einer absolut synchronen Rechteckwelle aus, die nicht nur echte Tiefenwirkung garantiert sondern zusätzlich auch Impuls-reinheit.

Diese Trägerwelle ist dann wahlweise mit einer Myomodulation und/oder einer Neuromodulation zu versehen. Damit nutzt man die Vorteile von drei Stromformen in einem – ohne eventuelle Nachteile der jeweils einzelnen Stromform in Kauf nehmen zu müssen.

2.6.3.1 Myomodulation (Myo = Muskel)

Die Myomodulation ermöglicht das Auslösen der Muskelkontraktion **direkt in der Muskelzelle.** Das bedeutet, dass der elektrische Impuls nicht über den Nerv an die Muskelzelle geht, sondern den motorischen Nerv „in Ruhe" lässt und seine Wirkung direkt am Sarkolemm ansetzt, einer dünne Faszie (bindegewebige Hüllschicht), die die Muskelzelle umgibt. Da das Sarkolemm keine Markscheide hat, somit hier auch keine saltatorische Reizweilerleitung möglich ist, findet die Übertragung deutlich langsamer statt als vergleichsweise am motorischen Nerv. Es braucht daher auch andere Impuls-Geschwindigkeiten sowie auch eine andere Impulsform für eine optimale Anpassung.

Genau darum arbeitet MET-Strom mit einer Myomodulation in Schwellform, bzw. Trapezform. So wird eine ‚quasi-physiologische' Muskelwirkung (Prof. SENN) möglich.

2.6.3.2 Neuromodulation (Neuro = Nerv)

Die sogenannte Neuromodulation setzt ihre elektrischen Stimulationsreize auf die motorischen Nerven. Wissenschaftlich wurde diese Modulations-form auch NF-Modulation genannt, da ja die sogenannte Niederfrequenz (NF) genau das tut – sie reizt motorische Nerven. Der Unterschied zur Neuromodulation der MET liegt darin, dass die Neuromodulation auf das mittelfrequente Trägersignal aufmoduliert wird und daher nicht nur ober-flächlich liegende motorische Nerven anspricht, sondern auch alle moto-rischen Nerven in der Tiefe.

Hinzu kommt, dass die Neuromodulation neben der Einstellbarkeit der Schwingungsfrequenz (Hertz) auch noch eine Modulationstiefe von 1% bis 100% erlaubt. Somit kann man steuern, wie viel Stress man den moto-rischen Nerven zumuten will/muss und man kann zusätzlich verhindern, dass die motorischen Nerven zu stark belastet werden. Somit ist die Neuromodulation kein Zwangsdiktat sondern eine Reizung, die der Körper gut verträgt.

Die anregende Wirkung auf die Beweglichkeit des Darmes (Darmmotili-tätssteigerung) wirkt sich auch positiv auf das vor allem bei Frauen vielfach geklagte Obstipationssyndrom (Obstipative Defäkationsstörung = ODS) aus.

Häufig wird bei uns diese seit mittlerweile über einem Jahr an weit mehr als hundert Patientinnen angewendete Behandlungsform mit anderen (alternativen) Behandlungsmethoden (wie Pessare, Spezialtampons, etc.) kombiniert.

In Einzelfällen geht sie auch einer geplanten, gewünschten oder nicht vermeidbaren operativen Behandlung vorbereitend voraus, um deren Ergebnis durch Auftrainieren der muskulären Strukturen des Becken-bodens erfahrungsgemäß anatomisch besser und auch nachhaltiger halt-bar werden zu lassen, verglichen mit nicht vorbereiteten Beckenböden.

Kapitel 3 Historie von EMS und Elektrotherapie in der Gynäkologie

3. 1 Elektrotherapie in der Medizin

Schon in der Antike wurde elektrotherapiert. So nutzen die römischen Ärzte im ersten Jahrhundert n. Chr. von Zitterrochen, Zitteraalen und Zitterwelsen erzeugten Stromstöße (Spannung von 300 bis 800 Volt) zur Behandlung. Scribonius Largus (14 - 54 n. Chr.) beschreibt in seiner berühmten Rezeptsammlung „Compositiones Medicae" die Behandlung von Kopfneuralgien oder Gicht mit Hilfe der durch Zitterrochen erzeugten elektrischen Impulse. Der Fisch wurde hierzu im lebenden Zustand so lange auf die schmerzende Stelle gelegt oder über diese gehalten, bis der Schmerz aufhörte. Anschließend wurde die Behandlung mit verschiedenen Exemplaren mehrfach wiederholt – die erste Form der Reizstrombehandlung.

Ab dem 17. Jahrhundert wurden sogenannte Reibungselektrisiermaschinen gefertigt (rotierende Schwefelkugeln dienten als Reibungskörper, welche durch den Reibungskontakt mit einem Tuch elektrisch aufgeladen wurden - Otto von Guericke (1660)). Der Arzt Christian Gottlieb Kratzenstein gilt mit seiner Monographie „Nutzen der Electricität in der Arzneiwissenschaft" als Initiator der physikalischen Therapie.

Die therapeutische Anwendung der Reibungselektrizität wurde später unter dem Namen Franklinisation bekannt, benannt nach Benjamin Franklin (1706-1790). Die Elektrisiermaschinen konnten jedoch nur kurzzeitige Stromstöße erzeugen, welche zur spontanen Muskelstimulation oder Schmerzlinderung eingesetzt wurden.

1745 entdeckten der Leydener Professor Muschenbroek und der Dekan Kleist unabhängig voneinander eine Möglichkeit zur kurzzeitigen Energiespeicherung (Leydener bzw. Kleist'sche Flaschen: zwei elektrisch leitende Platten stehen sich gegenüber (Prinzip des heutigen Kondensators)). Nun konnte die durch Elektrisiermaschinen erzeugte Energie gespeichert werden.

1792 stellte Galvani fest, dass Froschschenkel zucken, nachdem sie Stromstöße über ein mit Kupferhaken verbundenes Eisengitter erhielten. Galvani vermutete die Quelle der Spannung jedoch in den Schenkeln selbst. Erst sein italienischer Arztkollege Alessandro Volta erkannte den Froschschenkelmuskel richtigerweise als „Spannungsdetektor". Mithilfe eines mit verdünnter Salzsäure gefüllten Gefäßes mit mehreren hintereinandergeschalteten Kupfer- und Zinkplatten, welche als elektrische Elemente Spannung erzeugten, bewies Volta, dass die Ursache der Elektrizität in dem Kontakt der Froschschenkel mit zwei verschiedenen Metallen lag. Seine Anordnung wurde 1799 als „Voltasche-Säule" bekannt und löste quasi als erste Batterie die Leydener Flaschen ab.

Die „Voltasche-Säule" entwickelte sich zur wichtigsten Spannungsquelle während der ersten Hälfte des 19.Jahrhunderts. Ebenfalls im Jahr 1792 gelang auch Schmuck der Nachweis der elektrischen Erregbarkeit von Muskeln am Herzen.

Aber erst nach der Beschreibung der Induktionselektrizität (Faraday 1831) und der Konstruktion magneto-elektrischer Rotationsmaschinen (1832) bzw. selbsttätiger galvanoelektrischer Induktionsapparate (1846) hielt die Elektrotherapie breiten Einzug in die Medizin. Die Elektrotherapie entwickelte sich schnell, fast wuchernd und unkontrolliert. 1847 wurde durch den französischen Arzt G. Duchenne die lokale Faradisation als kräftiges Erregungsmittel von Haut und Muskel beschrieben, in der Wieterentwicklung dann wurden Lähmungen, Atrophien und Sensibilitätsstörungen nach Duchenne (und der Weiterentwicklung der Methode) behandelt. R. Remak (Pathologe) publizierte 1856-1858 die physiologischen Hintergründe der Therapie mit faradayschen und konstanten galvanischen Strömen (Galvanotherapie der Nerven- und Muskelkrankheiten (1858)).

Die ersten Studien zur elektrischen Muskelstimulation wurden 1892 durch den Physiker J.L. Hoorweg durchgeführt. 1899 erkannte der Physiker Walther Nernst eine Ionenverschiebung an semi-permeablen Membranen in Folge einer elektrischen Reizung und formulierte daraufhin das Reizschwellengesetz. Gildemeister untersuchte 1904 die elektrische Reizfähigkeit des Nerv-Muskel-Systems, was später zur Formulierung des sog. Gildemeister-Effekts führte. Zur ungefähr gleichen Zeit wurden die Begriffe Rheobase und Chronaxie von Bourgignon und Lapique geprägt und das Aktionspotenzial von Eccles, Huxley und Hodgkin beschrieben. Der Weg in die moderne Elektrophysiologie und die sinn- und verantwortungsvolle therapeutische Anwendung des Stromes war geebnet.

3.2 Elektrotherapie in der Gynäkologie

Auch die Gynäkologen waren, was die Anwendung von Strom in der Frauenheilkunde anging, sehr umtriebig. So beschrieb zum Beispiel W. Nagel aus der Geburtshilflich-gynäkologischen Poliklinik der königlichen Charité in Berlin im „Archiv für Gynäkologie" im Februar 1890 (Volume 38, Ausgabe 1, S. 81-145) seine „Einige[n] Beobachtungen über die Elektrotherapie in der Gynäkologie nebst Bemerkung über die Behandlung der behinderten Menstruation und Conception mittels Sondierung. In der Einleitung des Artikels stellt er fest, dass die Frage nach dem Wert der elektrischen Behandlung zum damaligen Zeitpunkt in aller Munde war. Die Fortführung lässt aber schließen, dass das letzte Wort über Indikationsspektrum, Durchführung und Ergebnisse noch lange nicht gesprochen war. Er spricht hier von einem von Hirschmann gefertigten Apparat, den schon Orthmann in seinem Kollektiv benutzte.

(Beitrag zur Elektrotherapie in der Gynäkologie in der Berliner klinische Wochenschrift 21/1889) zur Behandlung gynäkologischer Leiden wie offenbar Zyklusstörungen bzw. den oft auch praktizierten intrakavitären Stromanwendungen. Von Hirschmann stammt auch das sog. „Hydroelektrische Bad" (1890) (Abb. 13).

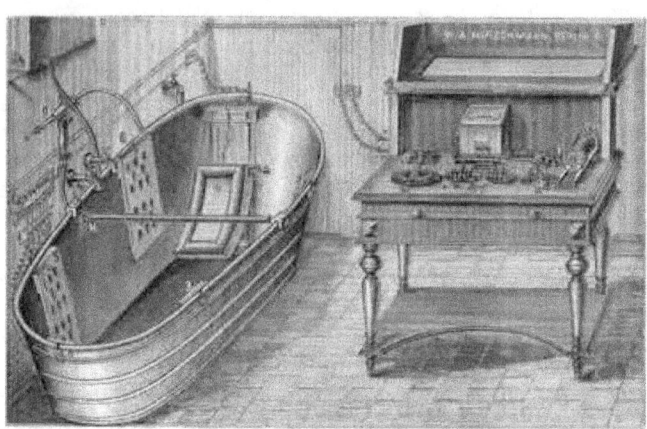

Abb. 13

Im Lehrbuch der Gynäkologie von Otto Küstner (4. Auflage 1910) wird im VIII. ABSCHNITT - Allgemeine Therapie in Kapitel XXIX - Allgemeine gynäkologisch-therapeutische Methodik die „III. Gynäkologische Elektrotherapie" näher beleuchtet: „Die Anwendung der Elektrizität in der Gynäkologie erfordert einige Spezialkenntnisse, welche in der allgemeinen Elektrotherapie nicht gelehrt werden. Wie auf anderen Gebieten, so kommt auch hier der konstante wie der induzierte Strom in Anwendung. Der letztere, welcher im wesentlichen Kontraktion der Muskelelemente in den faradisierten Organen erzeugt, wirkt mehr mechanisch. Sein Anwendungsgebiet in der Gynäkologie ist relativ beschränkt. Der konstante Strom kommt in der Gynäkologie in einer Stärke zur Anwendung wie sonst nirgends. Stromstärken von 200 mA und mehr sind nicht selten erforderlich. Will man von der Elektrotherapie in der Gynäkologie in ihrem ganzen Umfange Gebrauch machen, so erfordert das schon einen sehr guten Apparat, der außer der notwendigen großen Anzahl von Elementen, außer den verschiedensten Elektroden einen Stromwähler, einen Rheostaten* und ein zuverlässiges Galvanometer besitzt.

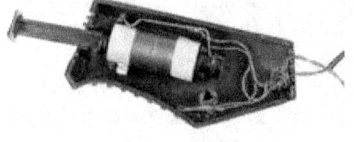

Rheostat in einem Autobahnregler

*(*Anm.: Ein Rheostat ist ein stufenlos einstellbarer elektrischer Widerstand (heutzutage angewendet für hohe elektrische Leistung und/oder hohe Präzision und Stabilität). Das Prinzip des Rheostaten wurde 1840 von Charles Wheatstone erfunden. Er besteht aus einem zylindrischen Ring aus nichtleitendem Material, meist Keramik, um den ein Widerstandsdraht, z. B. aus Konstantan, gewickelt ist.*

Der Widerstandsdraht muss mit einer Isolationsschicht umgeben sein, damit die nebeneinanderliegenden Windungen keinen Kurzschluss verursachen. Die Schleifbahn des Gleitkontaktes muss von der Isolation befreit werden. Über einen Metallkontakt, der über den Widerstandsdraht gefahren wird, kann der gewünschte Widerstand eingestellt werden, ohne den Stromkreis zu unterbrechen.)

Für den konstanten Strom kommt bei der gynäkologischen Elektrotherapie ebenso wie woanders die polare, die interpolare und die extrapolare Wirkung in Betracht; die letztere meist nur störend, insofern sie unliebsame Nebeneffekte, Kopfschmerzen, Gastralgien, Dysenterien erzeugt. ... der negative Pol, die Kathode, entfalte die intensivere Wirkung, wirke mehr irritierend, rufe Hyperämie, eventuell Blutungen hervor. Er besitze zugleich eine resorbierende Kraft (Rückbildung von Exsudaten, Eiteransammlung, Tumoren). Der positive Pol wirke vorwiegend hämostatisch, beseitige Kongestionen, wirke schmerzstillend.

Prochownik, Späth und Bröse stellten fest, dass bei starken Strömen beide Elektroden eine Ätzwirkung entfalten, die Anode (der positive Pol) eine stärkere als die Kathode, da sich durch die Elektrolyse in dem dem Pole benachbarten Gewebe chlorige (aus dem Salz der Gewebe) und schwefelige (aus dem Schwefel des Eiweißes) bildeten. Der Aetzschorf gleicht völlig dem durch Mineralsäuren erzeugten, es sei ein Hämostatikum ersten Ranges''' (Bröse). Bei der Kathode sind es dagegen die Alkalien, welche die Ätzung bedingen. Der Aetzschorf gleicht dem durch Kali causticum erzeugten Schorf, zugleich tritt starke Quellung des umliegenden Gewebes und Gasbildung in demselben auf. ...

Meist setzen wir den aktiven Pol möglichst nahe an oder mitunter in den Krankheitsherd selbst hinein. Also entweder in die Vagina oder in den Uterus. Der indifferente Pol kommt dann auf den Bauch zu liegen (vagino- oder utero-abdominalen Galvanisierung).

Zur vaginalen Galvanisation benutzte man eine kugelige Kohlenelektrode, zur uterinen, Sonden aus Aluminium von Uterussondengestalt und 3—6 mm Dicke; Bröse empfahl resistentere Platinsonden; zur Galvanopunktur eine stilett- oder nadelförmige Elektrode.

Der indifferente Pol wird, falls er auf das Abdomen appliziert wird, um seine Wirkung denkbarst abzuschwächen, möglichst umfänglich gestaltet. Er besteht aus einer Bleiplatte; zwischen diese und die Haut wird ein feuchtes Kissen, oder ein feuchtes Stück Filz, oder ein mit Modellierton gefüllter Sack gelegt. Die Stromstärken, welche zur Verwendung kommen, sind sehr verschieden. Während zur Beseitigung perimetritischer Schmerzen Ströme von 10—20 mA die besten sind, verwendete man zur galvanischen Behandlung eines Myoms oder einer tubaren Retentionszyste, zur Beseitigung intrauteriner Blutungen Ströme bis 250 mA.

Diese wurden ohne Narkose häufig nicht vertragen. Die Empfindlichkeit gegen starke Ströme war individuell verschieden; manche Frauen vertrugen noch Ströme von etwa 150 mA, für andere war bei einer Stromstärke von 100 mA bereits Narkose nötig.

Die Anzahl, Dauer und Häufigkeit der Sitzungen hängt vom Leiden und der Empfindlichkeit der Kranken ab. Die Dauer beträgt im Mittel 5—10 Minuten; schwache Ströme kann man täglich, stärkere je nachdem nur seltener anwenden. Bei Anwendung von sehr starken Strömen und bei der Galvanopunktur ist es nötig, dass die Kranken das Bett hüten.

Im Laufe der Jahre hat die gynäkologische Elektrotherapie sehr viel von ihrem einstigen Anwendungsgebiet verloren, die operationsbedürftigen Affektionen, Adnexentzündungen, "Uterusblutungen", besonders aber die Myome in den Händen leistungsfähiger Operateure an die Chirurgie, nicht operationsbedürftige chronische Prozesse an harmlosere aber wirkungsvollere Methoden.

Doch muss man letzteren gegenüber gelegentlich mit den Behandlungsmethoden wechseln, und so mag die von Kalabin ausgehende warme Empfehlung der Vagina-abdominalen Anwendung der Elektrizität gegen chronische Oophoritis, resp. Adnexitis (kugelförmige Kohlenelektrode in die Vagina, mit feuchter Watte umwickelt, alle 2 - 3 Tage eine Sitzung) Erwähnung finden.

Man erkennt deutlich, dass zu diesem Zeitpunkt ein Einsatz zur Muskelaktivierung in der Frauenheilkunde nicht im Fokus stand. 1930 brachten A. Laqueur, W. Rump und H. Wintz im J.F.Bergmann-Verlag München ein Lehrbuch zur „Physikalischen Therapie in der Gynäkologie" heraus. In diesem wurden ebenfalls im Zusammenhang mit der Elektrotherapie Galvanisation und Faradisation im Zusammenhang mit der vaginalen und uterinen Applikation auf den S. 148-155 beschrieben. Eigentlich scheint KP Caldwell mit seiner Publikation „The electrical control of sphincter incompetence" im Lancet 2(1963):174-175 der Vater der funktionellen Elektrotherapie in der (Uro-)Gynäkologie zu sein. 1968 beschrieb er dann in den Proc R Soc Med (61:703-707) über die Anwendung der Elektrostimulation bei Harnretention und Inkontinenz und im J Obstet Gynaecol Br Commonw (75:777-780) berichtet er über 31 Fälle stressinkontinenter Frauen, die mit einer Elektrotherapie behandelt wurden. Geräte, Konzepte und Indikationen wurden weiterentwickelt bis hin zur heutigen modernen Elektrotherapie, zu deren aktuellem Spektrum nun die EMA-Therapie hinzukommt. Der Fokus hier liegt auf der Behandlung der Muskulatur.

3.3 Elektrische Muskelstimulation (EMS)

Die elektrische Muskelstimulation mit einsetzbaren Geräten blickt auch auf eine über einhundertjährige Geschichte zurück. In Paris wurde 1901 von Leduc das erste Stimulationsgerät entwickelt und erfolgreich zur Behandlung von Muskellähmungen und Neuralgien eingesetzt. 1908 kam das Stimulationsgerät „Multostat" der deutschen Firma Sanitas auf den Markt. Das Gerät wurde vorrangig für medizinische Zwecke, wie Iontophorese, Galvanisation u. ä. eingesetzt. Der Mediziner John B. Ziegler entwickelte 1956 das Stimulationsgerät „Isotron" zur Behandlung von Poliopatienten. Später wurde es auch im Leistungssport eingesetzt. Zwei Jahre später wurde in Stockholm von Åke Senning der erste Herzschrittmacher implantiert. Liberson, Holmquest, Scot und Dow begannen 1961 mit der Entwicklung der funktionellen Elektrostimulation (FES), welche der Erzeugung von funktionellen Bewegungen bei denervierter Muskulatur dienen sollte (z.B. Gehen, Fahrradfahren und Herzschrittmacher).
Bereits in den 60er Jahren wurde die Elektrische Muskelstimulation intensiv zur Leistungssteigerung, bzw. Leistungserhaltung/Verhinderung von Muskelmassenabbau infolge von Bewegungsmangel im Leistungssport, der Raumfahrt und dem Militär (U-Boot Mannschaften) unter anderem in den U.S.A. und der UdSSR eingesetzt. Die Ergebnisse wurden in der Regel nicht öffentlich publiziert (strikte Geheimhaltung). Die häufig als Beginn der Elektromyostimulation angesehenen Publikationen von Kots und Chwilon dürften bis 1970 der Geheimhaltung unterstellt gewesen sein (UdSSR 1971). Die "Russische Stimulation" wurde in den 70er Jahren von Dr. Yakov Kots (Hochschullehrer für Sportmedizin an der Staatsakademie von Moskau) eingeführt und angewendet. Sie ist eine Elektrostimulation mit einer Frequenz von 2500 Hz und kann sowohl auf einen Muskel als auch auf eine Muskelgruppe angewendet werden. Sie berichteten von 10 - 30% höherer Maximalkraft und um bis zu 40% höhere(n) Zugewinne(n) durch EMS-Training in nur wenigen Wochen im Rahmen der Olympiade in Montreal 1976. Der „Kots-Strom" verbreitete sich danach auch in anderen Ländern. Er charakterisierte seine Stromtherapie folgendermaßen:

Stromform: sinusförmig (geht in wechselnden Richtungen durch das Muskelgewebe)
Frequenz: 2500 Hz für Muskelanwendungen, 1000 Hz bei Anwendung am Nerven
Impulslänge: 10 ms
Dauer: zur Vermeidung früher Ermüdung des Muskels (die nach 12-15 Sekunden kontinuierlicher Stimulation eintritt) definiert Kots die ideale Arbeitsphase mit 10 Sekunden, dabei wechseln sich Impuls und Pause alle 10 Millisekunden ab, gefolgt von 50 Sekunden Pause.

Verglichen mit andern niederfrequenten Muskelstimulationsströmen/-strommustern schien diese Form neben einer besseren Toleranz größere Muskelpartien anzusprechen und besser in die Tiefe des Muskels eindringen zu können.

Die ersten belastbaren wissenschaftlichen Studien zur Anwendung der EMS dürften erst ab dem Ende der 70er publiziert worden sein. Trotz des Umstandes, dass die von Kots und Chwilon erreichten Trainingszuwächse nicht reproduziert werden konnten, besteht bis heute ein reges Interesse der Sportwissenschaft an der EMS zur Leistungssteigerung.

Kapitel 4   Elektrophysiologie

4.1 Einführung

Selbstverständlich haben wir es in der Stromtherapie mit Reiz, Erregung, Reizleitung und Reizantwort zu tun. Nicht jeder hat die elektrophysiologischen Grundlagen immer so ohne weiteres parat. Aus diesem Grund beginnen wir das Kapitel mit einem kleinen Exkurs in die Elektrophysiologischen Grundlagen.

Erregbarkeit – die Fähigkeit des Lebewesens auf Veränderungen in seiner Umwelt zu reagieren – setzt voraus, dass

- es ein Sinnesorgan zur Wahrnehmung derselben gibt,
- eine Struktur die Wahrnehmung überträgt,
- eine Verarbeitungsstelle existiert, die den Reiz verarbeitet und eine Antwortreaktion induziert,
- ein Ausführungsorgan existiert, das eine (adäquate) Reaktion hervorbringen kann,
- Verbindungswege zwischen den Strukturen existieren.

In diesem Zusammenhang sind Nerven- und Muskelzellen die Schlüsselstrukturen. Informationsträger sind elektrische Signale, vergleichbar den modernen Telekommunikationsmedien.

Dabei ist die Übertragungsrichtung der Signale bedeutsam:
- sensorisch ⇨ nach zentral hin (afferent)
- motorisch ⇨nach peripher hin (efferent).

Wir wenden uns also nun den internen „Telekommunikationsstrukturen" des Menschen zu. Dazu erinnern wir uns daran, dass die positiv geladenen Ionen (Kationen) von der Kathode (negative Elektrode) angezogen werden, die negativ geladenen Anionen fließen auf die Anode (positive Elektrode) zu. Körpereintritt ist bei zwei differenten Elektroden immer die Anode, die Kathode der Austritt. Der Stromfluss in der Nähe der Elektroden ist dicht, die Stromwirkung damit groß, im Körper dazwischen sind Stromdichte und Stromwirkung niedriger. Der menschliche Körper ist ein Volumenleiter, in dem die Ionen Ladungsträger sind (im Metall(leiter) sind es die Elektronen).

Wir unterscheiden bioelektrische (EKG, EMG, EEG) und technische Ströme (Stimulationsströme (Defibrillator, Muskelstimulation, Stangerbad,..). Reizströme sind für den Körper adäquate Reize. Sie können eine lokale oder sich fortpflanzende Erregung (infolge der Ausbildung von Aktions- oder Spitzenpotentialen, wenn sie eine bestimmte Stärke haben und den jeweiligen Schwellenwert für die Ausbildung eines Aktionspotentials erreichen (überschwellig sind)) hervorrufen. Bei der lokalen Erregung kommt es nicht zu einer vollständigen Depolarisierung der Membran, dem Alles-oder-Nichts-Gesetz folgend (und damit zum Aktionspotential), sondern die lokalen Depolarisationen führen zu einer unterschwelligen Membranreaktion, die aber aufsummiert werden kann, wenn die Repetionsfrequenz der Reize groß genug ist. Die Maximalhöhe nicht fortgeleiteter Erregungszustände liegt bei ca. 50% des Ruhemembranpotentialwertes. Dieser halbstabile (labile) Membranzustand nennt sich Plateaupolarisation. Diese verhindert das Auftreten weiterer Spitzenpotentiale und blockiert reversibel neue, sich fortpflanzende Erregungen. Langanhaltende lokale Depolarisationszustände, aus der in der gewebeabhängigen Frequenz dann Aktionspotentiale hervorgehen, bezeichnet man als Generatorpotentiale (z.B. Nervenzellkörper, Rezeptoren). Gewebe, die in der Lage sind, sich fortpflanzende Erregungen zu bilden, nennt man konduktil (Nervenfasern, Skelettmuskelfasern), die anderen, nur lokale Erregung erzeugenden, nicht-konduktil (z. B. Nervenzellkörper).

4.2 Ruhepotential

4.2.1 Definition
Das Ruhepotential ist eine Spannungsdifferenz, die durch eine ungleiche Verteilung von Kalium- und Natriumionen zwischen Intra- und Extrazellulärraum entsteht. Die Aufrechterhaltung des Ruhepotentials ist ein aktiver physiologischer Prozess.

4.2.2 Physiologie
4.2.2.1 Grundlagen
Für die Aufrechterhaltung des Ruhepotentials sind zwei Strukturelemente der Zellmembran verantwortlich:
- die Natrium-Kalium-Pumpen (Na+/K+-Pumpen),
- die Ionenkanäle (Natrium- und Kaliumkanäle).

An der Zellmembran laufen nun folgende Schritte ab:
1. Die Na+/K+-Pumpen transportieren unter ATP-Verbrauch Kaliumionen in die Zelle und im Gegenzug Natriumionen aus der Zelle heraus. Innerhalb der Zellen herrscht daher eine höhere Kaliumkonzentration.
2. Die Zellmembran ist für Ionen unterschiedlich durchlässig (permeabel), was auf die Ionenkanäle - auch Tunnelproteine genannt - zurückzuführen ist. Die Natriumkanäle sind normalerweise geschlossen, während die Kaliumkanäle offen stehen, was die Diffusion von Kaliumionen ermöglicht.

3. Die Kaliumionen diffundieren so lange nach außen, bis sich ein Gleichgewicht zwischen den osmotischen und den elektrischen Kräften einstellt. Das heißt: Die Kaliumionen folgen dem osmotischen Gradienten zwischen hoher intrazellulärer und geringer extrazellulärer Kaliumkonzentration so lange, bis sie die in der Zelle verbliebene negative Ladung zurückhält.

Durch den Ladungsunterschied zwischen der Innen- und Außenseite der Zellmembran, entsteht das Ruhepotential, das beim Menschen zwischen -70 und -80 mV beträgt. Dabei ist die Innenseite der Zellmembran negativ, während die Außenseite positiv geladen ist.

4.3 Aktionspotential

Überschreitet der an einer Nervenfaser eintreffende Reiz eine gewisse Schwelle, kommt es durch Öffnung der spannungsabhängigen Kalium- und Natriumkanäle zu einer Depolarisation und zur Auslösung eines Aktionspotentials, welches das elektrische Signal entlang des Verlaufs der Nervenfaser fortleitet, und zwar bei sensorischen Fasern zentripetal (afferent = hin zum ZNS) und bei motorischen Fasern zentrifugal (efferent = hin zum Muskel, weg vom ZNS). Die Vorräte an Natrium und Kalium reichen für mehrere Hunderttausend Impulse aus. Das Auffüllen besorgt die Natrium-Kalium-Pumpe. Diese Pumpe arbeitet energieabhängig mit Adenosintriphosphat (ATP) aus den Mitochondrien. Der Konzentrationsgradient von Natrium, das aus der Zelle geschleust werden muss, und die Potentialdifferenz von 70 mV sind hier die „Energieräuber". Kalium strömt zwar gegen den Konzentrationsgradienten ein, aber mit der Potentialdifferenz (Zelle ist innen per definitionem negativ geladen).

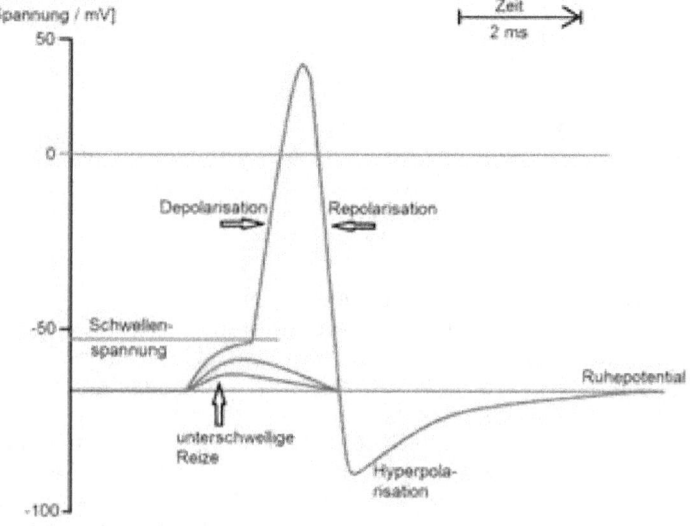

Abb. 14: Aktionspotential

4.3.1 Physiologie

Wenn ein Reiz das Neuron erreicht, wird am Axonhügel ein Aktionspotential ausgelöst. Aktionspotentiale erfolgen durch die Öffnung von Natriumkanälen; aufgrund der hohen Konzentrationsdifferenz von Natriumionen strömen positive Teilchen in die Zelle ein, das Potential ändert sich von etwa -75 mV auf +30 mV (Depolarisation). Die Natriumkanäle werden im Anschluss inaktiviert.

Im weiteren Verlauf kommt es zur Repolarisation. Dabei strömen positiv geladene Kaliumionen mittels zeitlich verzögert öffnender Kaliumkanäle aus der Zelle aus. Der Repolarisation folgt bei manchen Zellarten eine kleine Hyperpolarisation, bevor das Ruhepotential von etwa -70 bis -80 mV wieder erreicht ist.

Aktionspotentiale folgen dem "Alles-oder-nichts-Gesetz". Das bedeutet, dass bei Erreichen eines bestimmten Schwellenwertes (kritisches Membranpotential) immer ein Aktionspotential entsteht.

Das Aktionspotential wird über das Axon weitergeleitet. Aktionspotentiale, die bei weiteren Neuronen ankommen, bilden sich durch zeitliche und räumliche Summation postsynaptischer Potentiale. Sie werden dann wiederum über deren Axon fortgeleitet. Die Amplitude des Summenpotentials am Axonhügel entscheidet darüber, in welcher Frequenz die gleichförmigen Aktionspotentiale generiert werden.

4.4 Refraktärzeit

4.4.1 Definition

Die Refraktärzeit ist die Zeitspanne, in der man bei einem Nerv bzw. Neuron nach der Depolarisation kein neues Aktionspotential auslösen kann.

4.4.2 Absolute Refraktärzeit

In der absoluten Refraktärzeit kann auch bei sehr starker Reizung kein Aktionspotential ausgelöst werden. Sie dauert nach dem Beginn eines Aktionspotentials etwa 2 ms. Ein Neuron kann demnach rechnerisch nicht mehr als 500 Aktionspotentiale in einer Sekunde erzeugen.

4.4.3 Relative Refraktärzeit

Das Kennzeichen der relativen Refraktärzeit ist die Erhöhung des Schwellenwerts für die Auslösung neuer Aktionspotentiale. Sie beginnt nach der absoluten Refraktärzeit und dauert ca. 3 ms an. In dieser Zeit gesetzte Reize müssen stärker sein als bei einem Neuron außerhalb der Refraktärzeit. Die bei starker Reizung entstehenden Aktionspotentiale haben eine kleinere Amplitude als bei vorher unerregtem Neuron.

4.5 Fortleitung in Nervenfasern

4.5.1 Fortleitung ohne Myelinscheide

Diese ist langsam, denn sie breitet sich dadurch aus, dass die jeweils vor der aktuellen Position der Erregung gelegenen Membranabschnitte noch refraktär sind. Damit besteht eine Ladungs- (Potential-) differenz, zu deren (dessen) Ausgleich Strom fließen muss. Das führt zu einem Aktionspotential, das die Ladung umkehrt usw.. Dadurch sind Ausbreitung und Richtung gewährleistet. Diese Form der Nervenfaser findet sich beim Menschen z. b: in Form autonom-somatischer Schmerzfasern.

4.5.2 Fortleitung mit Myelinscheide

Die meisten Nerven des Menschen sind myelinisiert (Motoneurone, afferent-sensorische Fasern auf der Haut (Berührung, Temperatur, Schmerz)). Die Unterbrechung an den sog. Ranvier'schen Schnürringen führt zu einer springenden (saltatorischen) Erregungsleitung. Durch diese im Millimeterabstand befindlichen freiliegenden Nervenfasern wird die Erregungsleitung enorm beschleunigt (Faktor 50). Da es weniger Aktionspotentiale braucht, spart der Körper Natrium, Kalium und ATP für die Regeneration (Natrium-Kalium-Pumpe). Die Markscheidendicke der Nervenfasern spielt bei der Erregbarkeit und Leitungsgeschwindigkeit eine entscheidende Rolle. Die Aβ-Fasern leiten das Tast- und Vibrationsempfinden über den Hinterstrang zentralwärts. Diese haben die dicksten Markscheiden und damit auch die schnellste Leitungsgeschwindigkeit. Ihre Reizschwelle liegt niedriger als die dünnerer Fasern. Sie sind daher mit geringerer Reizintensität (Kribbelparästhesien, Vibration) bei höherer Frequenz (50-100 Hz) besonders gut stimulierbar. Die Aδ-Fasern sind für den hellen Schmerz, Temperatur und Druck, die C-Fasern für die Leitung des dumpfen Schmerzes, Temperatur, grobe Berührung sowie der vegetativen Nerven verantwortlich. Diese Fasern lassen sich besonders günstig mit niedrigen Frequenzen stimulieren.

4.6 Elektrotonus

Der Elektrotonus oder das elektrotonische Potential ist ein Potenzialverlauf, der durch den Stromfluss bei der intrazellulären Reizung einer Zelle mit einem gleichbleibenden Strom ausgelöst wird. Die dadurch hervorgerufene Depolarisation der Zellmembran bewirkt eine Abnahme des Ruhemembranpotentials der Zelle. Diese anfänglich starke Abnahme geschieht mit zunehmender Zeit langsamer, bis ein Wert erreicht wird, an dem keine Entladung der Membran mehr erfolgt.
Der Verlauf und die Größe des Elektrotonus sind von der Ionenkonzentration und Gestalt der Zelle abhängig.

Man unterscheidet den Anelektrotonus vom Katelektrotonus.

4.6.1 Anelektrotonus

Als Anelektrotonus bezeichnet man die verminderte Erregbarkeit eines von konstantem Gleichstrom durchflossenen Nervs in der Nähe der Anode. Er beruht auf einer Verschiebung (Erhöhung) des Membran-potentials (Hyperpolarisation) durch Permeabilitätsreduktion für Natrium und Kalium.

4.6.2. Katelektrotonus

Als Katelektrotonus bezeichnet man die vermehrte Erregbarkeit eines von konstantem Gleichstrom durchflossenen Nervs in der Nähe der Kathode. Er beruht auf einer Verschiebung (Reduktion) des Membranpotentials (Hyperpolarisation) durch Permeabilitätssteigerung für Natrium und Kalium.

4.7 Gesetz der polaren Erregung und seine (diagnostische) Anwendung

Es bestehen vier Möglichkeiten, einen Nerven mit Gleichstromstößen zu reizen, abhängig von Potentialverhältnissen bzw. An- und Ausschalteffekten. Die Schließung des Stromkreises senkt die Erregbarkeit an der Anode und fördert sie an der Kathode. Bei der Öffnung des Stromkreises tritt eine umgekehrte Wirkung auf.

4.7.1 Kathodenschließungszuckung (KSZ)

Liegt eine Punktelektrode an und ist diese als Kathode (die Elektrode, die dem System Elektronen zuführt und zu der die Kationen (pos. Ladung) hin wandern) gepolt, so kommt es beim Schließen des Stromkreises zu einer Membrandepolarisation, und zwar mit der niedrigsten möglichen Stromstärke.

4.7.2. Anodenschließungszuckung (ASZ)

Auch hier kommt es zur Depolarisation, wenn man den Stromkreis schließt. Allerdings treten unter der Anode Stromschleifen in den Nerven ein und verlassen ihn nahe der indifferenten Kathode. Die Nervenerregung aber geht von der Stromaustrittsstelle in der Nähe der großflächigen Kathode aus, wo die Stromdichte geringer ist. Daher braucht es höhere Stromstärken.

4.7.3 Anodenöffnungszuckung (AÖZ)

Die während des Stromflusses auftretende Membranhyperpolarisierung bei der Anlage der Punktelektrode als Anode geht mit einer Störung der Inaktivierung des Natriumüberträgersystems einher. Beim Stromabschalten sinkt das Potential plötzlich unter den Ruhepotentialwert (Rebound). Ist dieses Zurückschwingen stark genug, kommt es zur Aktionspotentialauslösung.

4.7.4 Kathodenöffnungszuckung (KÖZ)

Die Öffnungszuckung entsteht dort, wo die Stromschleifen den Nerv in Richtung Anode wieder verlassen. Damit handelt es sich in Wirklichkeit um eine AÖZ. Wegen der geringen Stromdichte sind auch hier große Stromstärken erforderlich. Beim Menschen führt das zu hoher Schmerzbelastung und ist daher nicht auszulösen.

4.7.5 Pflüger-Zuckungsgesetz

Das Pflüger-Zuckungsgesetz, das die galvanische Erregbarkeit von Muskeln beschreibt, ist nach seinem Entdecker, dem Physiologen Eduard Pflüger (1829–1910) benannt. Durch angelegten Gleichstrom wird die Erregbarkeit von Membranen verändert.

Pflüger beschrieb 1859, dass sich bei bipolarer Reizung eines motorischen Nervens mit galvanischem Strom sowohl bei einem Nerv-Muskel-Präparat als auch durch die menschliche Haut hindurch Muskelzuckungen auslösen lassen. Bei muskelnaher Platzierung der Kathode kommt es beim Schließen des Stromkreises zu einer Muskelzuckung. Liegt jedoch die Anode näher am Muskel, tritt diese Zuckung nur bei schwachen bis mittleren Stromstärken auf. Bei starken Strömen blockiert die Anode die von der Kathode ausgehende Erregung: Es kommt zu keiner Muskelzuckung.

Listet man die vier Reizmöglichkeiten, geordnet nach der erforderlichen Stromstärke zur Auslösung einer Zuckung auf, ergibt sich folgende Reihenfolge (von niedrig nach hoch): KSZ > ASZ > AÖZ > KÖZ.

4.8 Reizstrom

Ein adäquater elektrischer Reiz löst eine Erregungsbildung (eine Leistung der lebenden Membran) aus. Die physikalische Depolarisation führt über die lokale zur sich fortpflanzenden Erregung. Dabei stellt die Intensitätsveränderung des elektrischen Reizes das reizwirksame Prinzip dar (und nicht primär die Stromintensität). Um reizwirksam zu sein, muss der Strom die richtige Richtung (Polarität), eine genügend hohe und schnelle Schwankung haben und ausreichend lange fließen. Soll ein Reiz wirken, muss er das Ruhepotential um > 10% seines Betrages senken. Er muss dabei vom Zellinneren quer durch die Membran ins Interstitium fließen. Am elektrischen Widerstand der Membran kommt es dann zum Potentialabfall. Der reizwirksame Strom ist daher der austretende Strom. Wir erinnern uns: *Körpereintritt ist bei zwei differenten Elektroden immer die Anode, die Kathode der Austritt.* Da also unter der Kathode die Ionenströme zum Austritt aus dem Zellinnern gezwungen werden, weil sie auf diese hin fließen müssen, ist *die Kathode die reizwirksame Elektrode.* Bei Gleichströmen, denen durch die Konstanz die Dynamik der Intensitätsschwankung fehlt, wenn sie fließen, ist das plötzliche Schließen des Reizkreises (das Schließen des Stromkreises unter der Kathode) die erforderliche auslösende Intensitätsschwankung – es entsteht eine Kathodenschließungserregung, die man als Kathodenschließungszuckung wahrnehmen kann (s.o.). Dabei muss, um wirksam zu werden, der Strom über einen bestimmten Zeitraum fließen, diese minimal erforderliche Fließdauer ist die Nutzzeit und ist begründet in der begrenzten Reaktionsgeschwindigkeit lebender biologischer Strukturen. Diese ist durch die Chronaxiezeit des jeweiligen Gewebes charakterisiert.

Benutzt man bei der Stimulation einen niederfrequenten Strom, so spricht man von „Reizung". Dem gegenüber steht die Verwendung eines mittelfrequenten Stromes mit dem zugeordneten Begriff der „Aktivierung" oder „Tonisierung".
Im Hinblick auf die Polarität (s.o.) beruht die Reizwirkung der NF-Ströme u.a. auf der richtigen Stromrichtung (Polarität). Im MF-Bereich verliert die Stromrichtung jede Wirkung. Die Elektroden sind gleichwertig. Der Strom breitet sich in dem Volumen aus, das von den Elektroden erfasst wird. Dabei ist der Strom nahezu homogen verteilt (Volumenaktivierung). Echter Drehstrom* mit 3 aktiven Phasen anstelle des gewöhnlichen Einphasenstroms fördert diese Homogenität. Damit ist die Wahl und Anordnung der Elektroden entscheidend und indikationsabhängig. Man bezeichnet die Wirkung mittelfrequenter Ströme auch als *apolaritär*.

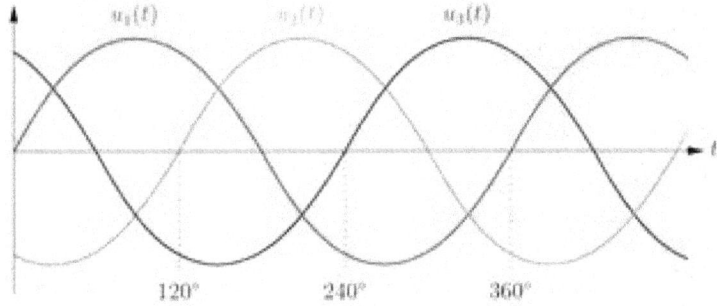

Drehstrom
Abb. 15

(*Anmerkung: Als Drehstrom bezeichnet wird eine Form von Mehrphasenwechselstrom, die aus drei einzelnen Wechselströmen oder Wechselspannungen gleicher Frequenz besteht, die zueinander in ihren Phasenwinkeln fest um 120° verschoben sind. Werden in einem Drehstromgenerator drei Spulen im Kreis um jeweils 120° versetzt angeordnet, entstehen bei einem dazu zentrisch rotierenden Drehfeld drei zeitlich ebenso versetzte Wechselspannungen. Im einfachsten Fall geschieht dies durch einen rotierenden Dauermagneten. Die Wechselspannungen erreichen ihre maximale Auslenkung zeitlich um je eine Drittelperiode versetzt nacheinander. Der zeitliche Versatz der Spannungen wird durch den Phasenverschiebungswinkel beschrieben.)

Bei der Reizung handelt sich um einen Oberbegriff für die Anwendung von Dreieck-, Rechteck- u. diadynamischen Strömen, die in speziellen Reizstrom-Generatoren erzeugt werden und Anwendung in der Reizstromdiagnostik (Elektrodiagnostik) und Reizstromtherapie finden. Man unterscheidet:

4.8.1 Faradischer Strom

Beim faradischen Strom handelt es sich um einen unregelmäßigen Wechselstrom mit spitzen positiven und flachen negativen Zakken. Er ist im physikalischen Sinn ein unsymmetrischer Wechsel-, im physiologischen Sinn ein unterbrochener Gleichstrom (Reizstrom). Die Nerven- und Muskelerregbarkeit durch faradischen Strom erlischt bei Schäden des peripheren motorischen Neurons früher als die galvanische Erregbarkeit (Entartungsreaktion). Auch er kann mono- oder bipolar angelegt werden. Hier muss präzise darauf geachtet werden, dass die Erregung nicht auf die Umgebung überspringt, was die diagnostische Aus-sage zunichte macht.

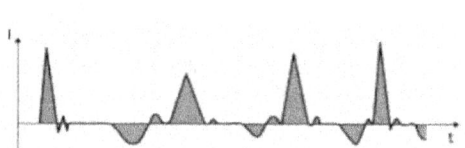

4.8.2 Neofaradischer Strom

Serienimpulse mit einer Frequenz um 50/s bei einer Impulsdauer von ca. 1 ms und einer Pausendauer von ca. 20 ms bezeichnet man als neofaradischen Strom. Seine Anwendung besteht v.a. zur diagnostischen und therapeutischen Auslösung tetanischer Zuckungen.

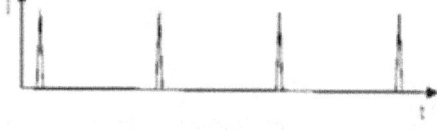

Neofaradischer Strom
Dreieckimpulse
$f = 50$ Hz, $t(i) = 1$ ms

4.8.3 Galvanischer Strom

Es handelt sich um einen konstanten Gleichstrom, der zur Analgesie und Hyperämisierung führt.

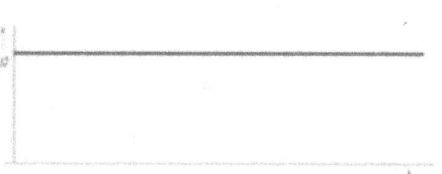

reiner Gleichstrom

44

Steigert man die Intensität in kleinen Schritten, so wird zwischen der punktförmigen Stimulationselektrode und der möglichst weit proximal davon angelegten Gegenelektrode (8x12 bzw. 12x18 cm) bei Stromfluss-zeiten von 500 ms, kommt es zu irgendeinem Zeitpunkt zur Muskelzuckung. Diese wird beurteilt, dann umgepolt und beobachtet, ob KSZ oder ASZ stärker sind. Bei kleinen Muskeln kann man monopolar vorgehen, bei großen Skelettmuskeln gelingt die Zuckungsauslösung nur bei bipolarer Anwendung.

4.8.4 Entartungsreaktion

Sie bezeichnet die Veränderungen der elektrischen Erregbarkeit der Muskulatur bei Schädigung der Nervenfaser. Diese kann auftreten in Form von einer Verlangsamung der Muskelkontraktion (träge, wurmförmige Zuckung) bzw. einer Erhöhung der Reizschwellen, evtl. auch Umkehr des Pflüger-Zuckungsgesetzes (Anodenschließungszuckung ist dann größer als Kathodenschließungszuckung). Bei der inkompletten Entartungsreaktion ist ein Teil der Muskulatur noch vom Nerv aus erregbar, während bei der kompletten Entartungsreaktion die Erregbarkeit für die indirekte galvanische u. die direkte faradische Reizung erloschen ist.

4.8.5 Indirekte Erregbarkeitsprüfung

Hier wird nicht über dem Muskel, sondern über dem den Muskel versorgenden Nerven stimuliert. Dieser muss relativ oberflächlich ver-laufen. Auch hier ist es manchmal schwierig festzulegen, ob tatsächlich der zu untersuchende Muskel oder sein Nachbar reagiert.

4.9 Charakterisierung der Stromwirkung

4.9.1 Rheobase

Die **Rheobase (1)** ist die geringste Stromstärke bei Langzeitreizen (mit Gleich- oder Wechsel-strom), bei der ein Nerv oder ein Muskel ein Ak-tionspotential auslöst. Zu ihrer Bestimmung benutzt man einen lan-gen Reizimpuls (zum Beispiel 1000 ms), der gegenüber der Dauer eines Aktionspotentials als Gleichstrom gelten kann.

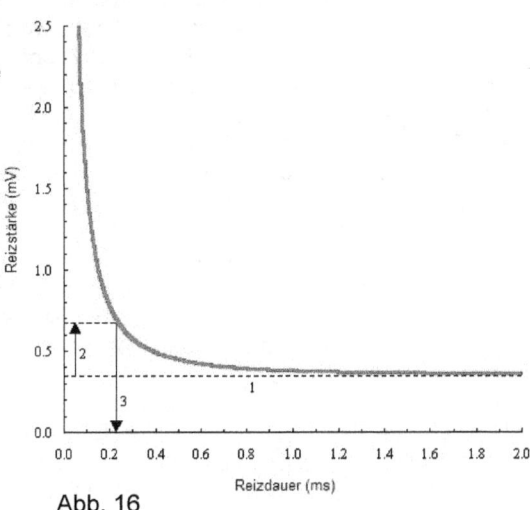

Abb. 16

Die Stromstärke I wird schrittweise um ca. 1 mA erhöht und jeweils ein Einzelimpuls ausgelöst; solange bis eine Minimalzuckung auftritt. Dieser erste ermittelte Wert (Stromstärke I in mA, bei 1000 ms Impulsdauer) ist der motorische Grundschwellenwert, die Rheobase (Rh). Beim Wechselstrom sind die Rheobasenwerte frequenzabhängig.

4.9.2 Chronaxie

Die Chronaxie ist der erste diagnostische Wert der I/t-Kurve (s.u.). Sie ermöglicht eine erste Aussage über die Schädigung des Muskel-Nerv Systems. Als Chronaxie (3) bezeichnet man die minimale Zeit, über die ein Reiz mit doppelter Rheobasenstärke (2) (in der Abb. 10mA) fließen muss, um gerade noch erregend zu wirken. In der Abb. 148 liegt der Wert bei 0,9 ms. Klinisch gilt: wird die doppelte Rheobasenstärke nicht erreicht, liegt ein Spasmus vor.

Die Bewertung der Chronaxie:

Chronaxie	Interpretation
0,05 – 1,5 ms	Muskel gesund
1,5 – 4,0 ms	leichte Parese
4,0 – 10 ms	mittelstark ausgeprägte
10 – 20 ms	starke Parese
über 20 ms	Paralyse

4.9.3 Hauptnutzzeit (HNZ)

Im Gegensatz dazu bezeichnet die Hauptnutzzeit die Mindestzeit, die ein Strom bei (einfacher) Rheobasenstärke fließen muss, um ein Aktionspotential auszulösen. Ein Fließenlassen des Stromes über die Nutzzeit hinaus bringt keinen weiteren Reizeffekt. Bei Wechselstrom ist eine größere Zahl von Perioden abgelaufen. Eine gleich intensive Impulsgruppe niedrigerer Periodenzahl löst keinen Aktionsstrom aus.

Die Hauptnutzzeit beim Menschen liegt zwischen 0 und 100 ms. Im Präparat nimmt die Zahl der in der HNZ abgelaufenen Wechselstromperioden mit steigender Frequenzzahl zu, ehe ein Aktionsstrom ausgelöst wird (Beispiel: in der HNZ laufen bei 2 kHz 10 Perioden ab = 5 ms, bei 40 kHz 80 = 2 ms). Also: bei steigender Frequenz wird die HNZ kürzer. Je schmaler die Impulse, desto geringer ist ihr Reizeffekt. D.h. bei steigender Frequenz müssen mehr Perioden ablaufen, ehe es zur Reizantwort kommt, bei steigender Frequenz pendelt sich die Stromflusszeit auf einen unteren Grenzwert um 5-10 Perioden ein. Die HNZ hat ein frequenzabhängiges Maximum. Die Stromflusszeiten sind bei 2000 Hz am längsten. Die Stromflusszeit ist als Summationszeit im Sinne des Gildemeister-Effekts anzusehen: die unterschwelligen lokalen Membranveränderungen, die durch die einzelnen Wechselstromperioden hervorgerufen werden, summieren sich, schließlich klinkt der Aktionsstrom aus und signalisiert damit das Ende der HNZ. Die HNZ als Mindeststromflusszeit wird bei höherer Frequenz kürzer, bei Frequenzen zwischen 1 und 10 kHz liegt der untere Grenzwert bei 5-10 zur Summation notwendigen Perioden.

Sowohl Chronaxie als auch die Hauptnutzzeit sind Nutzzeiten. Es wird also die Länge der bei doppelter Stärke für eine Kontraktion benötigte Zeit gemessen. Der Begriff findet Verwendung in der Physiotherapie bei der niederfrequenten Impulsstrom-Therapie.

Eine Erregung kann an einer erregbaren Struktur (beispielsweise peripherer Nerv oder Muskel) durch elektrisches Reizen erzeugt werden. Ist die Stärke des Stromes ausreichend hoch, wird ein Aktionspotential ausgelöst. Reizt man jedoch zu niedrig, erfolgt keine Reaktion der Struktur (der Reiz ist „unterschwellig").

Um die Ansprechbarkeit eines solchen Gewebes präzise zu beschreiben, nutzt man die Begriffe Rheobase und Chronaxie, welche die Beziehung von erforderlicher Reizstärke und Reizzeit vermitteln.

4.9.4 I/t-Kurve

Zum Erstellen einer I/t-Kurve wird die Stromstärke [I] bei einem 1000 ms dauernden Rechteckimpuls schrittweise um ca. 1 mA erhöht und jeweils ein Einzelimpuls ausgelöst; solange bis eine Minimalzuckung auftritt. Der erste ermittelte Wert (Stromstärke I in mA, bei 1000 ms) ist die Rheobase. Nun ist die Stromflusszeit zu verkürzen (z.B. Halbierung der Zeit (1000, 500, 200, 100, 50, 20 ms usw.). Zu jedem Wert wird die Stromstärke I für die gleiche Minimalzuckung in eine IT-Kurven eingetragen. Die Punkte werden zu einer Linie verbunden. Es handelt sich um eine logarithmische Kurve.

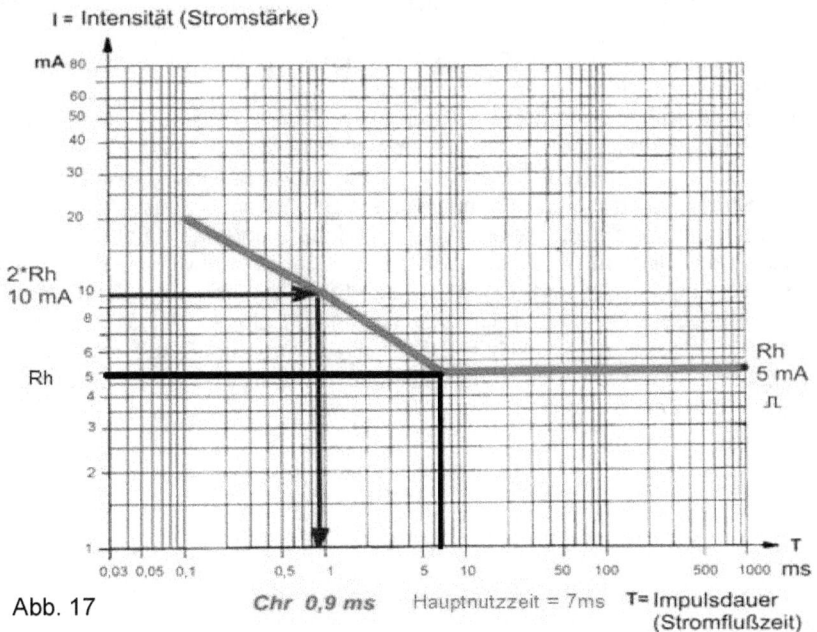

Abb. 17   *Chr 0,9 ms*   Hauptnutzzeit = 7ms   **T**= Impulsdauer
(Stromflußzeit)

Beim Wechselstrom besteht auch eine proportionale Abhängigkeit der Schwellenamplitude von der Frequenz: mit steigender Frequenz nehmen die Schwellenamplituden proportional zu. Stimuliert man mit HNZ-langen MF-Impulsen gering überschwelliger Intensität und moduliert die Trägerfrequenz zwischen 5 und 100 KHz, dann steigt die Stromstärke bis 20 kHz linear, danach progredient an. Diese am Nervenpräparat gemachten Beobachtungen lassen sich im Hinblick auf die Induktion der Minimalzuckung am Menschen ebenfalls nachweisen: von 1-8 kHz steigt mit zunehmender Frequenz die Schellenstromstärke der Minimalzuckung linear an, zumindest bei den relativ langen Stromflusszeiten der MF-Rheobase. Bei kürzeren Impulsgruppen (unterhalb der Rheobase) ergeben sich höhere Schwellenwerte, die aber nie den doppelten Rheobasenwert erreichen. Damit gibt es keine nachweisbare Chronaxie (bei 20 kHz Trägerfrequenz beträgt die Schwellenstromstärke ca. 1,7Rh, beim kathodischen Rechteckimpuls der Niederfrequenz ca. 10 Mal höher). Das bedeutet, dass man mit dem Summationsprinzip im Bereich kurzer Impulszeiten die Membran mit niedrigeren Intensitäten früher zur Depolarisation bringen kann, verglichen mit einem kathodischen Rechteckimpuls gleicher Dauer: die Summation eines kurzen MF-Reizes von Chronaxielänge (ca. 1 ms) führt bereits bei niedrigen Stromstärken zur Depolarisation. Die Membran des Nervs zeigt gegenüber langdauernden MF-Dreieckimpulsen keine Akkommodation, wie das bei der Niederfrequenz der Fall ist. D. h. die Sinushalbwellen werden hüllkurvenunabhängig aufsummiert und der charakteristische Reizmechanismus läuft in jedem Fall ab (egal ob die Hüllkurve recht-, dreieckig oder sinusförmig ist).

Die I/t-Kurven von kathodischen Einzelimpulsen und MF-Strom unterscheiden sich damit deutlich in ihrem Verlauf (Abb. 18). Der bekannte hyperbelförmige Verlauf der kathodischen Einzelimpulskurve steht dem nur flachen Anstieg über die Rheobase ohne bestimmbare Chronaxie gegenüber. Das bedeutet: bei Reizung nach dem Summationsprinzip mit MF-Strom kommt man mit niedrigeren Stromstärken aus. Auf diese Weise kann man auch rückwärts auf die Art des angewendeten Stromes schließen. Die Grenze zwischen Niederfrequenz- und Mittelfrequenzreizung liegt bei ca.2,5 kHz. Dabei müssen 5-10 Perioden abgelaufen sein, bevor die Summation ausreicht eine Aktion auszulösen, das sind ca. 1-2 ms (5 Perioden bei 2,5 kHz = 2,0 ms; 5 Perioden bei 5 kHz = 1,0 ms). Dies scheint der zur Auslösung von Muskelkontraktionen offenbar geeignete Frequenzbereich zu sein.

Abb. 18: Herkömmliche I/t-Kurve und MF-I/t-Kurve

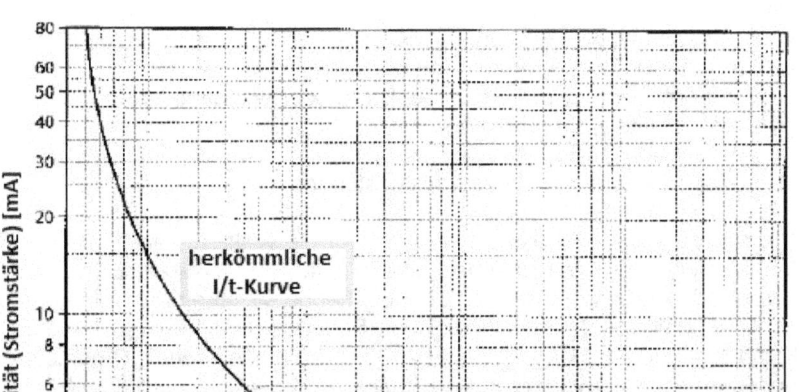

Kapitel 5 Die Anwendung elektrischer Ströme in der Gynäkologie

5.1 Transkutane Elektrische NervenStimulation (TENS)

Bevor wir uns dem hier im Fokus stehenden Mittelfrequenzstrom und der Behandlung von Beckenbodenfunktionsstörungen zuwenden, sei auch der zweiten wichtigen Stromtherapieform, der Transkutanen Elektrischen Nervenstimulation (TENS) ein kurzer Abschnitt gewidmet.

In der Schmerztherapie spielt vor allem die TENS eine wichtige Rolle. Sie stellt aufgrund ihrer guten Wirksamkeit und praktisch nahezu fehlender Nebenwirkungen ein schmerztherapeutisches Verfahren der ersten Wahl dar. Die Langzeitwirksamkeit und die Akzeptanz könnten durch eine intensive Unterweisung und Mitbetreuung, vor allem der älteren Patienten optimiert werden. Weitere Vorteile bestehen in der Tatsache, dass die Anwendung relativ kostengünstig ist, sowie darin, dass mit der Eigenbehandlung seitens des Patienten einerseits die Behandlungskosten gesenkt werden, andererseits der Patient eine aktive Methode zur Schmerztherapie erhält.

In der Urogynäkologie bestehen für die TENS als Anwendungsmöglichkeiten:

- Schmerzbedingte Beckenbodenspasmen mit daraus resultierenden Funktionsstörungen der Kontinenzorgane,
- Schmerzzustände im Bereich der Beckenbodenorgane,
- Postoperativer (narbeninduzierter (?)) Schmerz,
- Beckenendometriose,
- Pudendusneuralgien (postpartal, postoperativ).

Neurophysiologische Erklärungsansätze für die Wirkung der TENS stellten Melzack und Wall erstmals 1965 in ihrer Publikation *der Gate-Control-Theorie* auf. Die Gate-Control-Theorie beschreibt ein kybernetisches Modell der Schmerzleitung und Schmerzwahrnehmung, bei dem komplexe Feed-back-Mechanismen auf fünf verschiedenen Organisationsebenen des Nervensystems ablaufen:

1. **Peripherer Schmerzapparat:** Aufnahme der nozizeptiven Reize (Rezeptoren in Haut, Muskeln, Knochen, Gelenken, innere Organe) und Weiterleitung zum Rückenmark über
    - hochschwellige Mechanorezeptoren (Impulse über Aδ-Fasern),
    - hochschwellige Thermorezeptoren (Impuls über marklose-C-Fasern),
    - polymodale Rezeptoren (Impulse über marklose C-Fasern) zum Rückenmark weitergeleitet.
2. **Hinterhorn des Rückenmarkes**: Zusammenlaufen sämtlicher afferenten Fasern (Substantia gelatinosa). Zwei Kontrollsysteme wirken hier auf sie ein (und bestimmen die Öffnung des Tores (engl. Gate):
    1) Afferenzen nicht-nozizeptiver Rezeptoren (Aα-, Aβ-Fasern) aus der Peripherie bewirken eine präsynaptische Hemmung (sie sind die „Konkurrenz" der Schmerzimpulse beim „Einlass in das Tor" zur Weiterleitung und damit Wahrnehmung. Akupunktur und transkutane Nervenstimulation wirken über Beeinflussung dieses Mechanismus schmerzlindernd.
    2) Postsynaptische Hemmung der Schmerzübertragung in der Substantia gelatinosa durch absteigende Bahnen aus Hirnstamm, Mittelhirn und Kortex.
3. Durch das sensorisch-diskrimininative System erfolgt eine Weiterleitung zum **Thalamus** (Lokalisation der Schmerzreize nach Raum und Zeit).
4. **Hypothalamus und limbisches System** werden durch Verbindung mit dem motorisch-affektiven System in das Bewusstwerden des "Weh-Charakters" des Schmerzes eingebunden, das bestimmt, ob eine Zu- oder Abwendung zum schmerzerzeugenden Stimulus erfolgt.

5. Erst in den **zentralen Kontrollsystemen der sensomotorischen Hirnrinde** wird der Schmerz erstmals bewusst wahrgenommen. Hier erfolgt eine Wertung des eintreffenden Schmerzes und über schnellleitende Faserverbindungen zum Motorkortex werden dann die gebotenen Abwehr- und Schutzreaktionen koordiniert.

Die Gate-Control-Theorie bildet die theoretische Basis des multifaktoriellen Schmerzgeschehens. Die TENS zählt zu den afferenten Stimulationsmethoden. Ihre Wirkung kann nur bei einem intakten Nervensystem überhaupt bzw. vollumfänglich vermittelt werden.

Wie wir aus Kapitel 16.5.2 wissen, ist die Leitungsgeschwindigkeit der Nervenfasern, hier der Afferenzen, abhängig von deren Durchmesser bzw. der Dicke der Markscheide:

Aß-Fasern	Tast- und Vibrationsempfinden
Aδ-Fasern	Heller Schmerz, Temperatur und Druck
C-Fasern	Dumpfe Schmerzen, Temperatur, grobe Berührung vegetative Nerven

Bei der TENS werden nicht die schmerzleitenden Aδ- und C-Fasern im Sinne der Elektrostimulation der Muskulatur stimuliert, sondern über den Weg der Aß-Faserstimulation (daher auch TEN-Stimulation) gehemmt. Diese Aß-Stimulation führt zur Aktivierung absteigender Hirnstammbahnen und zur Ausschüttung schmerzhemmender Substanzen (endogene Opioide, Enzephaline). Damit ist die TENS v. a. am Nozirezeptor wirksam.

Die schmerzlindernde Wirkung von TENS basiert somit auf:

- der spinalen Gate-Control,
- der Aktivierung endogener Opioidpeptide
- der Aktivierung plurisegmentaler Hemmsysteme
- Veränderungen der Erregbarkeit peripherer Nerven durch repetitive Stimulation mit Änderung der Schmerzschwelle.

Je nach der Wahl der Stimulationsparameter werden unterschiedliche Nervenfasern stimuliert. Myelinisierte Nervenfasern werden mit der konventionellen TENS, Muskelfasern mit der akupunkturähnlichen TENS stimuliert. Die Kathode (negative Elektrode) bewirkt eine Erniedrigung des Ruhepotentials und somit eine Erregung des Neurons.

Unter der Anode (positive Elektrode) kommt es zu einer Hyperpolarisation mit nachfolgender Rückkehr auf das Niveau des Ruhepotentials. Die Patienten beschreiben oft die Empfindung unter der Kathode stärker als unter der Anode.
Der Schwellenwert entspricht der **Stromstärke**, bei der gerade Parästhesien unter den Elektroden auftreten (bei normaler Hautsensibilität ca. 3-7 mA bei ca. 200 µs).
- Bei der konventionellen TENS beträgt die benötigte Stromstärke das Zwei- bis Dreifache der sensorischen Schwelle, d.h. 12-30 mA.
- Bei der akupunkturähnlichen TENS wird für das Auslösen von Muskelkontraktionen das Drei- bis Fünffache benötigt, d.h. 15-50mA.

Häufig wird auch mit hochfrequenter TENS begonnen (das segmentale System im Rückenmark sowie das Serotoninsystem im Hirnstamm wird so aktiviert): rascher Wirkungseintritt, rasches Abklingen nach der Sitzung, Möglichkeit einer Toleranzentwicklung.
Die akupunkturähnlich wirkenden TENS haben einen längeren Überdauerungseffekt und eine stärkere Analgesiewirkung (f = 1-4 Hz), auch die BURST-Stimulation (keine Toleranzentwicklung).
Es gibt weitere spezifische TENS-Anwendungen, die darzustellen aber hier den Rahmen sprengen würden.
Die Indikationsliste umspannt also folgende Krankheits-/ Beschwerdebilder:
- Somatische Schmerzen
  - Kopfschmerzen, Migräne, Neuralgien, kraniomandibulären oder myofazialen Dysfunktionen (früher Costen-Syndrom),
  - vertebragene Schmerzen: HWS, BWS, LWS,
  - Tendinomyopathien,
  - Arthralgien,
  - Radikulär-,Pseudoradikulärsyndrome,
  - Rheumatischer Formenkreis,
  - degenerative Erkrankungen des Bewegungsapparates.
- Funktionelle Störungen viszeraler Organe
  - chronische Ober- und Unterbauchschmerzen,
- Periphere Kreislaufstörungen
  - Durchblutungsstörungen (Morbus Raynaud, Ulcera cruris),
  - Sympathische Reflexdystrophien (Morbus Sudeck),
- intra- und postoperative Schmerzzustände,
- Medikamentenentzug,
- Muskelstimulation: Prävention von Muskelatrophien nach Traumen.

Unter TENS werden keine gravierenden Nebenwirkungen beschrieben. Beobachtet werden allergische Reaktionen auf Elektroden bzw. Elektrodengels, Hautirritationen, Verätzungen Patienten mit Hypersensibilität). Eine reaktive Schmerzzunahme entsteht häufig durch ein sog. Hyperstimulationssyndrom. Durch die Muskelentspannung der TENS-Therapie kann es zu einer Vasodilatation der gesamten Muskulatur kommen.

Absolute Kontraindikationen für eine TENS-Therapie sind:

- Schmerzen, die durch kausale Maßnahmen therapiert werden müssen,
- ungeklärte Schmerzätiologie,
- fehlende Patientenkooperation (organisches Psychosyndrom, Koma, laufendes Rentenverfahren, Säuglinge, Kleinkinder),
- Herzschrittmacher,
- direkte Stimulation über den Carotissinus.

5.2 Mittelfrequenztherapie

Die Mittelfrequenztherapie benutzt einen Strom, der aus dem Frequenzspektrum zwischen 1000 Hz und 100.000 Hz (1-100 kHz) stammt (Gildemeister 1944). Praktisch bedeutsam in diesem Bereich sind die Frequenzen zwischen 3-20 kHz. In der Regel kommen nullliniensymmetrische sinusförmige Wechselströme zur Anwendung, die sich hauptsächlich dadurch unterscheiden, dass sie durch eine Amplitudenmodulation diversifiziert werden.
Nur bis etwa 1000 Hz bewirkt jede Stromperiode eine Erregung von Nerven- und Muskelzellen (=periodensynchrone Erregung). Das bedeutet, dass im Niederfrequenzbereich jeder Impuls, dessen Phasendauer und Amplitude ausreichen, ein Aktionspotential auslöst, und zwar im gleichen Rhythmus wie die Stromfrequenz. Da jede Nervenfaser eine maximale Depolarisationsfrequenz besitzt (für schnellleitende Aα-Fasern liegt sie bei 800-1000 Hz – bei einer Frequenz von 4000 Hz löst bei einer Aα-Faser nur ca. jeder 4.-5. Impuls eine Reaktion (Reizantwort) aus), die durch die Refraktärzeit bestimmt wird, ist das Verhalten der stimulierten Gewebe bei Frequenzen über 1000 Hz anders. Allerdings ist die biologische Grenze zwischen Nieder- und Mittelfrequenz nicht starr, sondern gewebeabhängig.
Über 100 kHz (Hochfrequenzbereich) dominiert die Wärmewirkung, es lassen sich hier keine motorischen Reizeffekte im neuromuskulären Gewebe mehr erreichen.

5.2.1 Physiologie und Wirkungsweise

Anders als beim niederfrequenten Gleichstrom kommt es beim Wechselstrom erst nach einer gewissen Anzahl abgelaufener Perioden zur Erregung (Gildemeister-Effekt). Nach dem Gesetz der polaren Erregung kommt der positiven Halbwelle der Sinusschwingung eine erregende Bedeutung zu, der negativen eine hemmende. Die erregbare und die erregte Membran verhalten sich diesen Halbwellen gegenüber aber unterschiedlich:

Nach jeder Sinusperiode bleibt eine geringere Membrandepolarisierung als lokale Negativierung übrig. Unterschwellige Erregungen summieren sich. Unter den Elektroden bleibt eine Form der partiellen Depolarisierung übrig (hervorgerufen durch eine auf den Reiz folgende Veränderung in der Membranleitfähigkeit für Na-Ionen), was als lokale Antwort bezeichnet wird. Durch deren Aufaddierung wird dann das Aktionspotential ausgelöst. Der Summationsvorgang nach Gildemeister beruht also darauf, dass ein Wechselstrom kurzer Periodendauer (für die schnell reagierenden Nerven und Muskeln des Menschen > 2kHz) seine Reizwirkung dadurch entfaltet, dass unterschwellige und polaritäre Einzelimpulse an der Membran aufsummiert werden.

Die Entwicklung der lokalen Negativierung hängt von der Stromstärke ab: nimmt diese zu, entwickelt sie sich schneller. Das Aktionspotential schießt bei überschwelliger Reizung dann direkt aus der zunehmenden Negativierung hervor. Wird der Stromstoß allmählich verlängert, so entsteht ein Plateau an der abklingenden Flanke des Aktionspotentials, das etwa dessen halbe Höhe hat und so lange hinausgezögert werden kann, solange der Strom fließt (das auf halber Höhe fixierte Membranpotential ist gewissermaßen eingefroren). Die lokale Negativierung wird also während der gesamten Dauer des Stromstoßes aufrecht erhalten und tritt schon bei unterschwelliger Reizung auf.

5.2.1.1 Sensible Reizwirkung

Beim Einschalten des MF-Stromes kommt es zu einem Prickeln der Haut, dieses besteht aber nicht während der gesamten Stromflusszeit (wie bei der Niederfrequenz), sondern klingt nach einer gewissen Zeit (Sekunden bis Minuten) ab, abhängig von der Stromstärke (stark = länger) und der Frequenz (höher = kürzer). Superponiert man anodischen Gleichstrom, wird die Prickeldauer kürzer und vermindert, bei kathdischem länger und intensiver. Bei der kathodischen Superposition allerdings ist dies stromstärkenabhängig: stärker = länger.

Die beschriebene periphere Hemmung unterscheidet sich aber von der bei niederfrequentem Strom auftretenden Wedensky-Hemmung (andauernde, refraktär bleibende Nervenmembran infolge anhaltender, vollkommener Depolarisierung). Sie nimmt bei Verstärkung des Stromes ab. Auch wird nur der gerade fließende Strom nicht gespürt. Verstärkt man den Strom, spürt man ihn wieder eine Weile, dann müsste man erneut steigern, um ihn erneut spüren zu können.

Auch erstreckt sich die Mittelfrequenzhemmung nicht auf einen simultan zugeführten niederfrequenten Reiz. Die Leitungsfähigkeit für diesen bleibt erhalten, die Schwelle für den MF-Strom steigt an. Misst man die Schwelle für einen niederfrequenten Wechselstrom und durchströmt dann mit MF-Wechselstrom im Sekundenbereich, so ist danach die gemessene Schwelle praktisch identisch.

5.2.1.2 Motorische Reizung

Zwar gibt es im Mittelfrequenzbereich keine reizimpulssynchrone Reaktion mehr, dennoch kommt es aber zu einer neuromuskulären Aktivierung. Die Stromwirkung findet an der Membran statt (Wyss 1976). Durch Verschmelzung der Perioden an der erregbaren Membran kommt es zunächst zu einem Absinken des Membranpotentials durch Auslösen einer reversiblen Änderung der Na^+-Ionendurchlässigkeit der Membran (reaktive Depolarisierung). Wird die Durchlässigkeit weiter erhöht, wird eine Erregung ausgelöst. Die auf diese Weise zu Stande kommende Reizsummation wird als Gildemeister-Effekt bezeichnet. Dabei sind es die negativen Halbperioden der Sinusschwingung, die für die schrittweise progressive Depolarisierung verantwortlich sind, die folgenden positiven Halbperioden kehren diesen Effekt aber offenbar nicht wieder um.

Ihr Wirksamkeitsoptimum haben Mittelfrequenzströme an der Muskelzelle (Nervenzellen benötigen höhere Intensitäten; niederfrequente Ströme hingegen haben primär eine deutlichere Wirkung auf Nervenzellen).

Mittelfrequente Ströme erfassen alle Muskelfasern im Ausbreitungsgebiet des Stromes zwischen den beiden Elektroden direkt (Volumenwirkung). Die Wirksamkeit hängt von der lokalen Stromdichte ab. Damit ist die Elektrodengröße für die Behandlung bedeutsam. Unter den Elektroden selbst ist sinusoidaler nulliniensymmetrischer MF-Strom aufgrund seiner apolaren Wirksamkeit ohne ein Risiko für eine Elektrolyseproduktentstehung (keine Galvanisierung, dazu sind die Impulsfolgen zu kurz). Der Hautwiderstand nimmt mit Steigerung der Frequenz ab, was bedeutet, dass keine unangenehmen sensiblen Sensationen entstehen (Gummielektroden können direkt auf die Haut).

Strom-frequenz	Hautwider-stand
50 Hz	3184 Ω
150 Hz	1115 Ω
200 Hz	795 Ω
2500 Hz	65Ω
4000 Hz	40 Ω

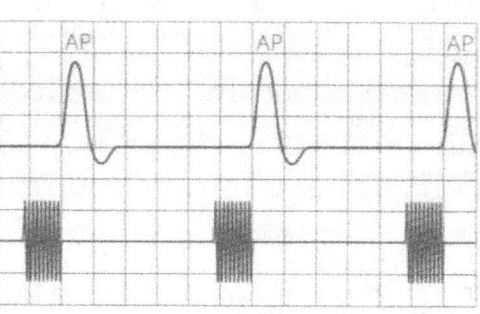

Abb. 19

Gildemeister-Effekt

Die durch den Gildemeister-Effekt ausgelösten Aktionspotentiale führen zu einer asynchronen Aktivität der motorischen Einheiten, ähnlich der Willkürinnervation. Es liegen physiologisch immer kontrahierte und relaxierte Zellverbände im Muskel vor, so dass man von einer „quasi-physiologischen" Aktivierung durch MF-Strom spricht.

Ist dieser applizierte MF-Strom allerding unmoduliert, kommt es rasch zur Adaptation und zur Wirkungsminderung bis hin zum Wirkverlust (**Wedensky-Hemmung**, 1903). Die Wedensky-Hemmung tritt erst nach einer Latenzzeit von einigen Sekunden auf. Durch Modulation (entspricht kontinuierlichem Ein- und Ausschalten des Stromes) bleibt die Adaptation aus. Ein anderer frequenzabhängiger Effekt dieses unmodulierten MF-Stromes ist, dass es durch die in die Refraktärphase fallenden Impulse zur einer erschwerten oder unterbundenen Repolarisierung der Membran führten. Das Ruhepotential wird nicht mehr erreicht, Aktionspotentiale können nicht fortgeleitet werden – es entsteht ein Leitungsblock, der bei Spastizität therapeutisch genutzt werden kann. Bei der Detonisierung spielt ferner die Tatsache eine Rolle, dass sich die Neurotransmittervorräte an der motorischen Endplatte durch die hohe Impulsfrequenz erschöpfen, was ebenfalls inhibitorisch wirkt.

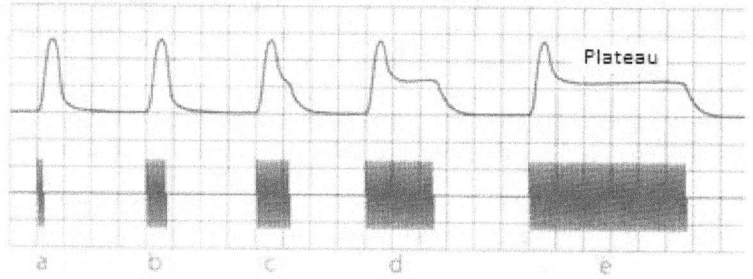

Plateauphänomen infolge der Wedensky-Hemmung

Daher eignet sich MF-Strom nicht gut zur Behandlung von Schmerzen, wirkt aber bei Schmerzen durch gestörte Muskelfunktion (durch Detonisierung) gut. Eine Durchblutungssteigerung ist nicht nachweisbar.

Wegen der Adaptation sind Amplitudenmodulationen eine notwendige Voraussetzung, um die Reizwirkung zu erhalten, indem man dem Gewebe die Möglichkeit zur Repolarisation gibt. Man bildet aus dem MF-Strom einen Strom der die Impulseigenschaften des Niederfrequenzstromes mit den Vorteilen des MF-Stromes kombiniert. Hier bestehen 3 Optionen:

1. Unterbrechung des Stromes (an/aus)

Ist der Strom ausgeschaltet, besteht die Möglichkeit zur Repolarisierung. Die Frequenz der Abschaltung (Burst) entspricht der Frequenz des MF-Stromes (40 Hz Reizstromfrequenz = 40 Unterbrechungen/Sekunde): frequenzmodulierter Mittelfrequenzstrom. Diese Form der Frequenzmodulation intensiviert die biologische Wirkung.

(Rechenbeispiel: Burstdauer 10 ms, Frequenz der „Bursts" z.B. 50 Hz, Frequenz der Trägerwelle sei 4000 Hz, das stimulierte Aα-Motorneuron habe eine Refraktärzeit von 1ms. Dann leitet die Faser 1000 Impulse pro Sekunde, damit ¼ soviel Impulse, wie die Trägerwelle hat. Damit löst sie also nur bei jedem 4. Impuls ein Aktionspotential aus.

Das sind 1000 Aktionspotentiale pro Sekunde oder 1 Aktionspotential pro Millisekunde (dabei hat ein 10 ms dauernder Burst bei 4000 Hz Schwingung 40 Wechselstromimpulse (4000 [1/s]:1000 [1/s] = 4/ms – bei 10 ms Dauer also 40 Impulse)). Bei einer Dauer von 10 ms also 10 Aktionspotentiale/Impuls, bei einer Burstfrequenz von 50 Hz somit 10x50 Aktionspotentiale, also 500 pro Sekunde = 500 Hz. Die Bursts führen in diesem Rechenbeispiel zu einer Stimulation mit 500 Hz anstatt der eingesetzten Burstfrequenz von 50 Hz.

2. Durch mittelfrequenten Schwellstrom (Amplitudenmodulation)

Moduliert man den MF-Strom so, dass statt der Sinusschwingung gleicher Amplitude der Strom bei seiner Sinusschwingung über Sekunden langsam ansteigt und wieder abfällt (anschwillt/abschwillt), entwickelt sich parallel zum flach verlaufenden Anstieg der Stromstärke ein Kontraktionszustand, der sich während der Abschwellphase über Sekunden wieder zurückbildet (sog. Tonisierung).

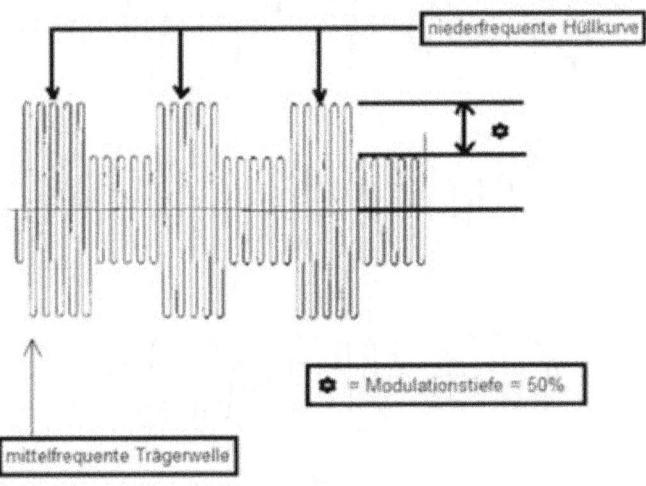

Abb. 20: Amplitudenmodulation mit 50% Modulationstiefe

Hier liegt die Trägerfrequenz im Kilohertzbereich, die Frequenz der Schwellung im Hertzbereich. Dabei kann, entsprechend der gewählten Parameter, eine niederfrequente Hüllkurve hergestellt werden, die ebenfalls sinusförmig ist, sie kann aber auch drei- oder rechteckig sein, die Hüllkurvenfrequenz schwankt aber dann im Bereich der Grenzen, die für niederfrequente Einzelimpulsauslösung üblich sind (10-150 Hz).

Auch die Amplitudenmodulationstiefe ist variabel von 0-100%. Dabei entspricht 0% der nichtmodulierten bandförmigen Trägerwellenfrequenz und 100% der Modulation bis zur Nulllinie. Die Rolle, die die Frequenz der Trägerwelle spielt, liegt hierbei in der allgemeinen Reizwirksamkeit: bei 1-2 KHz ist die motorische und sensible Reizwirkung größer als in den höheren Bereichen, in denen die sensible Reizwirkung fällt (ab 4-5 kHz). Hier kann man dann die Stromstärke erhöhen. Dies hat besonders in der Therapie bei und von Schmerzen Relevanz. Therapeutisch umgesetzt ist diese Modulationsform im sog. Wymoton-Verfahren.

3. durch Addition von Mittelfrequenzimpulsen
Zwei Wellen gleicher Frequenz und gleicher oder unterschiedlicher Amplitude, die phasensynchron schwingen (jeder positive Wendepunkt der einen trifft auf den positiven Wendepunkt der anderen Sinuskurve) addieren sich an jedem Punkt (eine „Schwebung" resultiert dann, wenn sich die beiden Wellen nicht 100% phasensynchron sind).

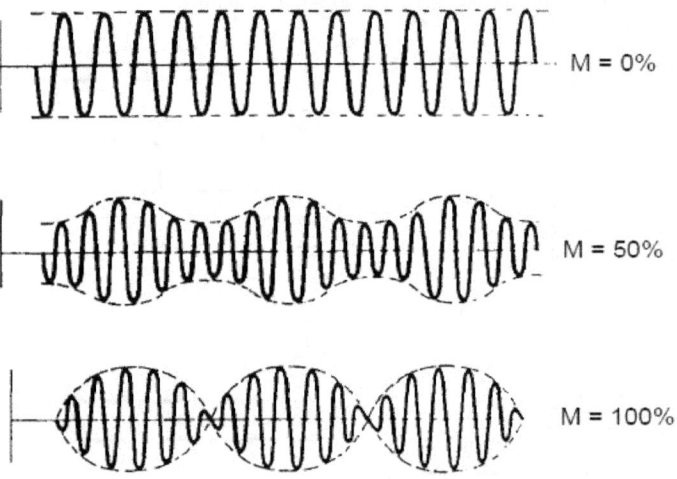

Abb. 21: Unterschiedliche Modulationstiefen von 0 bis 100 %

Sind sie gegenläufig (d.h. der positive Wendepunkt der ersten Sinusschwingung trifft bei der Addition auf den negativen Wendepunkt der anderen Schwingung) führt das zur Extinktion (Auslöschung).
Beim Interferenzstromverfahren werden dem Körper gleichzeitig zwei mittelfrequente Wechselströme konstanter Intensität zugeführt, die aber nur einen sehr geringen Frequenzunterschied aufweisen und im Körper dann interferieren (sog. Interferenzstrom).

Die Frequenz dieser Summationskurve errechnet sich aus der Differenz der beiden zugrunde liegenden Einzelfrequenzen an jedem Punkt der Schwingung. Zeichnet man eine Hüllkurve um die Summationskurve, so hat diese, abhängig von Frequenz- und Phasenverschiebung eine niederfrequente „Schwebung". Beim Interferenzstrom nennt man diese Schwebung „Amplituden-Modulations-Frequenz [AMF]. Wichtig ist, dass eine Schwebung nur dann entsteht, wenn die zweite überlagerte Frequenz (bei gleicher Amplitude) in einem gewissen Ausmaß in ihrer Frequenz an- und absteigt (Beispiel: Trägerfrequenz f1 = 5000 Hz, Interferenzfrequenz f2 durchläuft ein Band von 5000-5300 Hz: dann steigen die Amplituden an und schwellen ab, es kommt zur Schwebung, die wiederum in ihrer Hüllkurve eine eigene Frequenz hat, die wesentlich unter der der beiden eingesetzten Frequenzen liegt = rhythmische Interferenz). Eine konstante Interferenzfrequenz erhält man dagegen, wenn die Differenz zwischen den beiden Mittelfrequenzen konstant ist. [Beispiel: f1=4000 Hz minus f2=3900 Hz: es resultiert eine Interferenzfrequenz IF von 100 Hz – schwebungsfrei!]

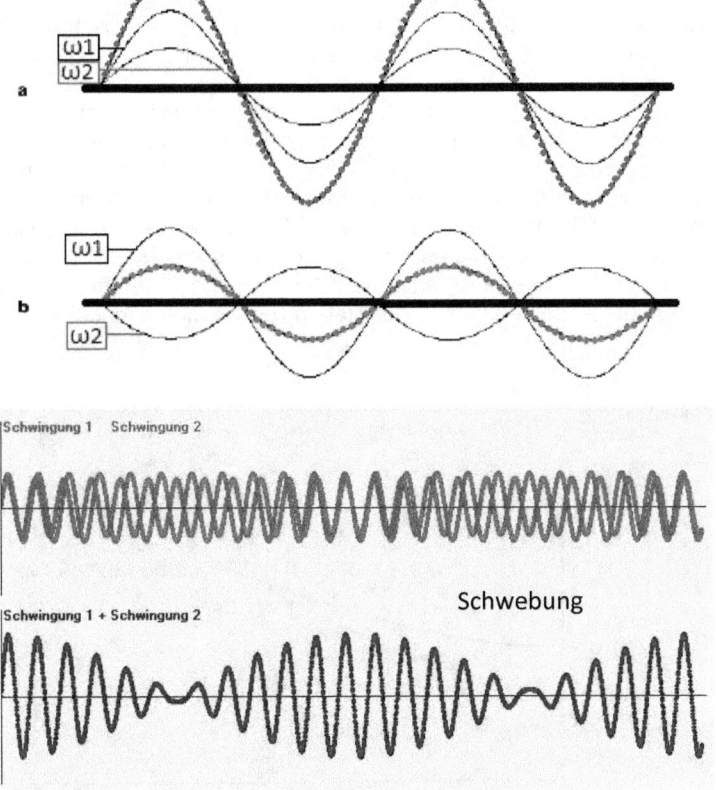

Abb. 22: Überlagerung (oben) und Schwebung (unten)

Therapeutische Anwendung findet das Prinzip des Interferenzstromes in dem von Nemec (1960) eingeführten Interferenzstromverfahren. Setzt man beispielsweise Frequenzen von 4000 Hz und 4050 Hz ein, so resultiert eine AMF von 50 Hz. Das Durchlaufen der Nulllinie kommt einem Ausschalten im Niederfrequenzbereich gleich, was der Zellmembran die Möglichkeit der Repolarisation gibt.

(Anm.: Überlagerung und Schwebung sind physikalisch gleichartige Phänomene, man spricht von Überlagerung, wenn die Frequenzen der beiden Schwingungen deutlich auseinanderliegen, von Schwebung, wenn sie ungefähr gleich sind.)
Je nachdem, welche Frequenzmuster eingesetzt und welche Phasen-verschiebungen gewählt werden, kann man sinusförmige, aber auch recht- oder dreieckige Hüllkurven entstehen lassen. Wichtig ist hierbei immer, dass durch den ständigen Intensitätswechsel die Membranadaptation an den Mittelfrequenzreiz verhindert wird.

Eine Frequenzerhöhung des Stromes führt zur Anhebung der muskulären Reizschwelle (Djourno 1949). Mit zunehmender Frequenzerhöhung gleichen sich auch sensible und motorische Schwellen immer weiter an: bis 6 KHz wird der Strom erst wahrge-nommen, bevor es zu einer motorischen Antwort kommt, erhöht man den Strom weiter. Oberhalb von 6 kHz wird erst die Muskelkontraktion her-vorgerufen, bevor es bei weiterer Stromfrequenzerhöhung zu sensiblen Sensationen kommt. Diese sog. *Dissoziation der Schwellenwerte* (ge-meint ist die Wahrnehmungsschwelle) im Bereich von 6-8 kHz gestattet die *Erzeugung von Muskelkontraktionen ohne sensible Wahr-nehmung oder Schmerz* aufgrund der bei zunehmender Frequenz rascher eintretenden sensiblen Adaptation vor der motorischen.

Abb. 23:

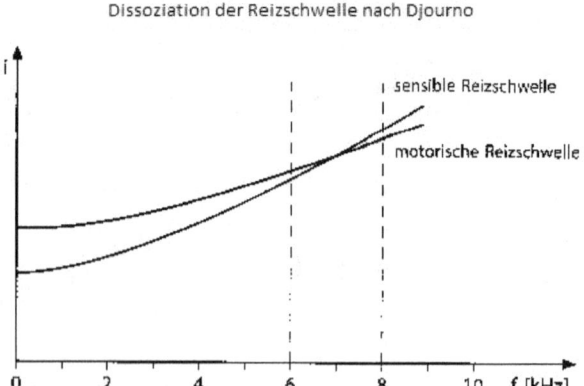

Dissoziation der Reizschwelle nach Djourno

sensible Reizschwelle

motorische Reizschwelle

0   2   4   6   8   10   f [kHz]

Zur Stimulation gesunder (nicht denervierter) Muskeln benötigt man eine Frequenz von 10-30 Hz für slow-twitch-Fasern und von 50-70 Hz für die fast-twitch-Fasern (=niederfrequent). Daher muss der mittelfrequente Strom amplitudenmoduliert werden, so dass die resultierenden Hüllkurven in diesem Frequenzbereich liegen. Wegen des mit steigender Frequenz abnehmenden Hautwiderstandes (s.o.) besteht der Unterschied u.a. darin, dass der niederfrequente Impuls unangenehm, der amplitudenmodulierte MF-Strom nicht (unangenehm) empfunden wird.

Bei Muskelatrophie (z.B. am Beckenboden) benötigt man zu einer effektiven Stimulation kräftige Kontraktionen mit genügend langen Pausen dazwischen:

phasische Muskeln (fast-twitch-Fasern): 50-70 kHz
tonische Muskeln (slow-twitch-Fasern): 10-30 kHz.

5.2.1.3 Vorzüge der Mittelfrequenz

Nieder- und Mittelfrequenz dienen letztlich dem gleichen Behandlungsziel, erreichen dies aber auf verschiedene Weise. Ihre Wirkungen können sich ergänzen. Daher sollen die für die Therapie besonderen Eigenschaften und Vorteilen betrachtet werden.

5.2.1.3.1 Physikalischer Vorteil

Die kapazitiven (speichernden) Eigenschaften der Gewebe für den Strom (ähnlich Kondensatoren) garantieren eine besonders gute Ausbreitung der abwechselnden Auf- und Entladungen durch den Wechselstrom. Dieser positive Effekt ist frequenzabhängig – er wird mit steigender Frequenz besser. Aus Abschnitt 17.2.1 wissen wir, dass dabei der Hautwiderstand sinkt, diese schmerzfrei überbrückt und die Muskulatur besser durchströmt wird, bis hin zu ganzen Körperteilen.

5.2.1.3.2 Physiologischer Vorteil

Der Kontraktionsprozess wird bei der Mittelfrequenzstimulation über den gesamten Muskel **direkt** aktiviert. Das Umgehen des Nervenfasernetzes und der quasi-physiologische Kontraktionszustand unterscheiden ihn daher deutlich von der Niederfrequenzstimulation.

5.2.1.3.3 Technische Vorteile

Die apolaritäre Ausbreitung lässt direkten Hautkontakt mit den Elektroden zu. Gleichzeitig kann man aber auch über die gleichen Elektroden mittel- und niederfrequenten Strom überlagern und einen Dreiphasenstrom (vgl. Abschnitt 16.8 und 17.2.1.4.3.3) herstellen und anwenden, der aus 3 gleichwertigen und aktiven Stromspeisungen besteht (s.u.).

5.2.1.4 Praktische Anwendung der Mittelfrequenz in der Elektrotherapie

Bei der MF-Therapie sind die Elektroden gleichwertig. Der Strom kann über 2 (einphasig) oder 3 (dreiphasig (Drehstrom)) Elektroden zugeführt werden. Das durchströmte Gebiet wird homogen und bis in die Tiefe durchströmt. Die Wirkungsintensität ist abhängig von der lokalen Stromdichte.

5.2.1.4.1 Thema „Elektroden"

Große Elektroden sind von Vorteil, sollen aber der Indikation angepasst sein. Die Positionierung der Elektroden setzt geometrisch-räumliches Denken voraus.

Aufgrund der direkten Muskelwirkung sollten die Elektroden den zu behandelnden Muskel gleichmäßig und möglichst in seiner ganzen Ausdehnung bedecken. Ein Abstand von 1 cm zwischen den einzelnen Elektroden muss aus technischen Gründen eingehalten werden (Brandwunden bei Berührung der Elektroden). Da die trockene Epidermis eine Widerstandserhöhung darstellt, ist in feuchtem Milieu (Wasser, Gel) zu arbeiten.

5.2.1.4.2 Die Tonisierung

Der amplitudenmodulierte MF-Strom bzw. seine Intensität sollen langsam über wenige Sekunden stufenlos und kontinuierlich zu- und abnehmen. Die Intensität ist langsam hochzuregeln, bis im Intensitätsmaximum (Plateau) ein Druckgefühl entsteht. Nach Gewöhnung an diese Intensität kann weiter hochgeregelt werden. Eine Erschlaffung in der Plateauphase ist zu gewährleisten, um die adäquate Durchblutung sicherzustellen.

D. von Ow beschreibt 3 Aktivierungsstufen:

1. regellose Aktivierung einzelner Muskelfasern (erstes Druckgefühl),
2. eine Vielzahl motorischer Einheiten zeigt eine vollständig asynchrone willkürähnliche Aktivität (reflektorisch? direkt-nerval bedingt?) (kräftige, angenehme Muskelkontraktion).
3. Der lokale Charakter des direkt aktivierten Kontraktionszustandes beherrscht das Bild von Stärke und Empfindung (fast krampfartige, starke Muskelkontraktion (anhaltende Plateaudepolarisation der Muskelfasern).

5.2.1.4.3 Geräteeinstellungen

Die vielfachen Möglichkeiten der unterschiedlichen Einstellung an den modernen Therapiegeräten macht es erforderlich, die Unterschiede der Mittelfrequenzstromformen zu kennen und zu differenzieren:

- Mittelfrequenzimpuls oder geschwellter Mittelfrequenzdauerstrom,
- Reiner mittelfrequenter Wechselstrom oder zusätzlicher Gleichstromanteil,
- Ein- oder Dreiphasenmittelfrequenzstrom.

Sie unterscheiden sich qualitativ und grundsätzlich in ihrer elektrophysiologischen Wirkungsweise.

5.2.1.4.3.1 Impulse/geschwellter Dauerstrom

Die pulsierende Form der Mittelfrequenz wirkt über die niederfrequente Impulsfolge. Während die Trägerfrequenz mittelfrequent ist liegen die Impulsfolgen im Bereich bis gegen 100 Hz. Je nach Impulsdauer sind diese wiederum aus einer kleineren oder größeren Anzahl von mittelfrequenten Stromperioden zusammengesetzt, deren Amplituden verzögert ansteigen und wieder abfallen. Sie folgen je nach Dauer und Frequenz in unterschiedlichen zeitlichen Abfolgen (unmittelbar aufeinander/zeitlich getrennt). Die Impulslänge liegt dabei im Bereich von einigen Zehnteln bis einigen wenigen Millisekunden! Die Antwort der Erregung auf den Reiz entspricht der Impulsfrequenz, muskelphysiologisch handelt es sich um eine Tetanisierung. Die an einem bestimmten Ort entstehenden Erregungen pflanzen sich sekundär zu ihrem definitiven Wirkort fort. Damit kann man mit entsprechend kleinflächigen Elektroden versuchen, einen für die Erregungsauslösung günstigen anatomischen Nerven- oder Muskelpunkt zu finden.

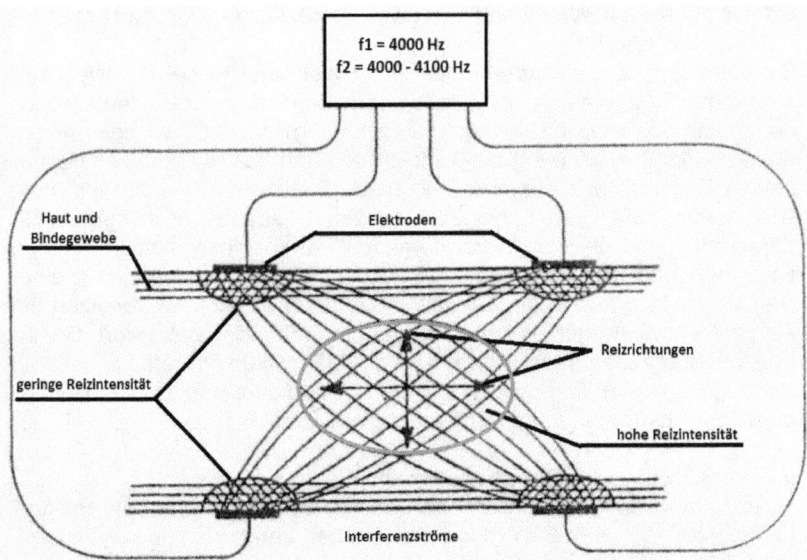

Abb. 24: Elektrodenanordnung und Stromstärken bei Interferenz-therapie nach Nemec

Der Begriff der Intensitätsschwellung kann sich auf die Intensität oder einen Mittelfrequenzdauerstrom beziehen. Die Schwellung des Mittelfrequenzdauerstromes stellt die Besonderheit dieser Therapieform dar:

statt einer Tetanisierung kommt es zu einer Tonisierung – die primär lokal bleibende Erregung entwickelt sich langsam und kontinuierlich und
damit ebenso der Kontraktionszustand. Das homogene Durchströmen
des Muskelgewebes erreicht man mit großen, flächenhaften Elektroden
(unter Verwendung von Drehstrom (s.u.)) am besten.
Damit wird auch klar, dass ein MF-Strom konstanter Intensität, die
entweder zu unterschwellig ist (und damit keinen (Trainings-)Effekt
auslöst) oder zu einer Durchblutungsminderung führt (die es zu
vermeiden gilt), keine Anwendung finden sollte. *Ein wirksamer MF-*
Strom muss geschwellt werden.
Beim Nemec'schen Interferenzstrom-verfahren mit seinen 4 stromzu-
führenden Elektroden überlagern sich (grüne Ellipse in Abb. 156) zwei
einphasige MF-Ströme mit einer geringen Frequenzdifferenz mit ihren
frequenztypischen Amplitudenschwankungen und führen an der Kreu-
zungsstelle zu einer MF-Impulsreizung mit einer Frequenz, die der Differenz der beiden eingesetzten Frequenzen entspricht (1-100 Hz).
Stärke und Entstehungsort bleiben beim Originalverfahren gleich. Moderne Geräte gestatten aber auch ein Schwellen und Wandern des Entste-
hungsortes.

5.2.1.4.3.2 Reiner Wechselstrom oder zusätzlicher Gleichstrom-
anteil?

Die Verwendung gleichstromfreier Wechselströme (wobei der Wechsel-
stromanteil ja apolarität ist) bietet weitere Vorteile: direkter Hautkontrakt
der Elektroden möglich (keine Galvanisierung), Möglichkeit der Anwendung von Drehstrom (s.u.) mit 3 Elektroden und das problemlose gegen-
seitige Überlagern von mittel- und niederfrequentem Wechselströmen.
Gleichstrom wirkt, über die Zeit appliziert, zusätzlich erregbarkeits-
dämpfend. Sind die vom Gerät hergestellten einzelnen mittelfrequenten
Stromperioden nicht symmetrisch ausgewogen und fließt daher in einer
Periode mehr Strom in die eine als in die andere Richtung, resultiert ein
sich aufsummierender Gleichstrom, der die Elektroden polarisiert. Der an
der Kathode austretende Strom kann die MF-Wirkung verstärken, der an
der Anode dämpft. In manchen Geräten kann dieser Effekt auch bewusst
durch Gleichstromunterlagerung erzeugt werden.

5.2.1.4.3.3 Ein- oder Dreiphasenstrom?

Beim Einphasenstrom konzentriert sich die MF-Wirkung auf die Elektro-
dengebiete. Mit 4-6 Elektroden am Körper kann man die Wirkungsintensität an einem gewünschten Ort im Körperinnern durch Überlagerung intensivieren. Das führt zu einer Verschiedenartigkeit der Wirkungen und ist unter Umständen störend. Daher ist die Verwendung von
Drehstrom, der mit seiner 1/3-Perioden-Phasenverschiebung der 3 aktiven zuführenden Stromspeisungen eine gleichmäßige Stromverteilung
innerhalb des Volumens zwischen den 3 Elektroden ermöglicht,
vorzuziehen.

Abb. 25: Prinzip des Drehstroms

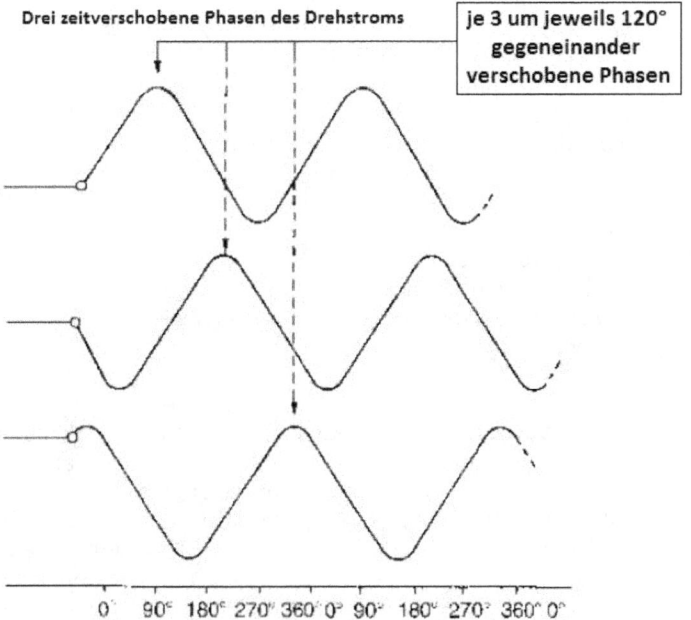

Drei zeitverschobene Phasen des Drehstroms

> je 3 um jeweils 120°
> gegeneinander
> verschobene Phasen

0° 90° 180° 270° 360° 0° 90° 180° 270° 360° 0°

5.2.1.5 Indikationen

Ursprünglich war die MF-Anwendung eine reine Muskelbehandlung. Muskelschmerzen schränkten die Anwendung ein. Kombiniert man MF- und NF-Strom, dann können Schmerzzustände allein oder im Zusammenhang mit der Muskelbehandlung günstig beeinflusst werden.

Auf muskulärer Ebene zählen daher Willkürinnervationsschwäche (**Beckenboden!**), fehlendes Muskelgefühl (**Beckenboden!**), Muskelschwäche (**Beckenboden!**) und reflektorische Muskelverspannung (**Beckenboden!**) zu den Indikationen und ergänzt eine bzw. geht einer physiotherapeutischen Behandlung voran. Es gilt, die Muskulatur wieder funktionstüchtig zu machen und deren willkürliche Aktivierung zu erarbeiten. Dabei ist die Mitarbeit des Patienten unerlässlich, auch im Hinblick auf den Erhalt des erzielten Ergebnisses. Es geht nicht darum, die MF-Therapie über sich ergehen zu lassen oder zu erdulden, ganz besonders nicht am **Beckenboden!**

- Muskelinnervationsschwäche
  - o   Monotonie der Alltagsbewegung,
  - o   Blockierende Wirkung von Gelenkbeschwerden,
  - o   Inaktivitätshypotrophie/-atrophie,
  - o   Geburtstrauma.
- Fehlendes Muskelgefühl,
- Bewusstmachung der (Beckenboden-) Muskelstrukturen
  - o   zur Kontraktionsförderung,
  - o   zur Relaxation.
- Muskelschwäche
  - o   Steigerung der Muskelkraft,
  - o   Steigerung der Ausdauerleistung.
- Reflektorische Muskelverspannung (nicht zentralnervös bedingt),
- Aktivierung denervierter Muskulatur.

Der Muskelnerv garantiert normalerweise die trophische Erhaltung der Muskulatur. Wird die Verbindung Nerv / Muskel zerstört (am Beckenboden z.B. durch Geburt oder Operation), so kann die MF-Therapie, ausreichend früh begonnen, die Dystrophieentwicklung verzögern und scheint offenbar einen positiven Beitrag zur in begrenztem Umfang möglichen Reinnervierung leisten. Die MF-Therapie fördert dann im weitern Verlauf den funktionellen Anschluss der reinnervieren Muskelanteile an die aktiven Anteile der Skelettmuskulatur. Auf diesem Prinzip würde ein frühzeitig postpartaler Behandlungsbeginn Sinn machen.

Im Zusammenhang mit folgenden Krankheitsbildern resultieren häufig Funktionsstörungen der Muskulatur, die ebenfalls eine MF-Therapie sinnvoll machen (können):
- Periarthropathien
  - Muskelschwäche,
  - reflektorische (schmerzbedingt) Muskelverspannung,
  - Gelenkschmerz (NF-Anteil).
- Z. n. Verletzungen (Geburt) oder Operationen (am Beckenboden)
  - Innervationsschwäche,
  - Muskelschwäche (durch Verletzung).
- Lumbago
  - Fehlendes Muskelgefühl,
  - Innervationsschwäche,
  - reflektorische (schmerzbedingt) Muskelverspannung.
- Periphere Neuropathien
  - Innervationsschwäche,
  - Muskelschwäche,
  - Schmerzen.
- Isolierte schlaffe Lähmungen bei spastischen Syndromen (Hirn-/ Rückenmarkserkrankungen)
  - Innervationsschwäche,
  - Muskelschwäche.

- Weitere Indikationen
  - Denervierung,
  - Primäre Myopathien (hier ist v. a. Ausdauertraining gefragt),
  - M. Sudeck zur schmerzfreien und physiologischen Aktivierung afferenter Systeme in Haut und Bewegungsapparat zur Überdeckung des Schmerzes und zur Anregung der Motorik.

Im Zusammenhang mit der Muskelarbeit sei an dieser Stelle darauf hingewiesen, dass die Kombination von MF-Therapie und Biofeedback in Kombination oder sequentiell (erst MF-Therapie, dann Biofeedback) in all den Fällen – hier natürlich mit Fokus auf den Beckenboden – sinnvoll ist, wo die Patientin noch an ihrem „Zugang" zur Beckenbodenmuskulatur intensiver arbeiten muss und es darum geht, das durch die induzierte Myohypertrophie erreichte Muskelvolumen dann durch Eigenarbeit zu erhalten. Auch kann eine Kombination oder sequentiell die Verordnung von klassischem Beckenbodentraining sinnvoll und wichtig sein.

5.2.1.5.1 Analgesierende Wirkung

Neben der Muskelaktivierung besitzt der modulierte MF-Strom eine analgetische Wirkung, wie man sie von der transkutanen elektrischen Nervenstimulation (TENS) kennt (s. Kapitel 5.1). Während hier nullliniensymmetrische, bidirektionale Rechteckimpulse einer Frequenz unter 100 Hz angewendet werden, die über die Erregung schnell leitender Aß-Fasern sog. Wide-dynamic-range (WDR)-Neurone auf spinaler Ebene hemmen und damit die Schmerzleitung blockieren (Gate-Control-Theory) und/ oder auf Spinalebene deszendierende Hemmsysteme (Transmitter hier sind Noradrenalin und Serotonin) aktivieren, wählt man bei der MF-Reizung eine variable Modulationsfrequenz. Die Elektroden werden dann je nach zu behandelndem Gewebe/Störung platziert. Es wird diskutiert, dass diese Stromform nicht direkt analgetisch wirkt, sondern mittelbar über die durch die Muskelkontraktion beeinflusste Vasomotorik. Neben der gesteigerten Exsudation kommt es somit zu Resorptionsförderung und beschleunigtem Abtransport der Entzündungsmediatoren.

Bei der Mittelfrequenzreizung werden beide Wirkungen kombiniert. Man kann nämlich der niederfrequenten Hüllkurve noch eine muskelstimulierende Schwellfrequenz aufmodulieren. Direkte Analgesie und muskelkontraktionsinduzierte schmerzstillende Effekte addieren sich, indem 3 Frequenzen wirksam werden:

1. mittelfrequente Trägerfrequenz: 2-8 kHz (das sind 2-8 Sinusschwingungen (Impulse) pro Millisekunde, die an der Nervenmembran aufsummiert werden),
2. niederfrequente Hüllkurve: 10-150 Hz (d.h. 10-150 Impulse pro Sekunde),
3. an- und abschwellende Muskelstimulation (5-100 Schwingungen pro Minute = Häufigkeit der Muskelkontraktionen.

Anwendbar ist diese Behandlungsform bei diffusen Schmerzzuständen am Bewegungsapparat und Folgen von Trauma oder Mikrotrauma, z. B. beim Weichteilrheumatismus.

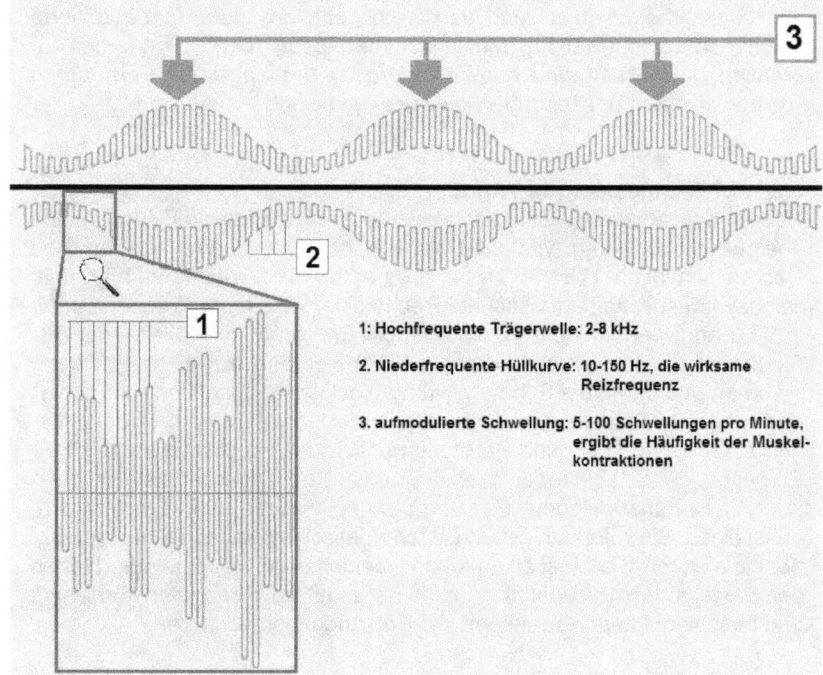

1: Hochfrequente Trägerwelle: 2-8 kHz

2. Niederfrequente Hüllkurve: 10-150 Hz, die wirksame Reizfrequenz

3. aufmodulierte Schwellung: 5-100 Schwellungen pro Minute, ergibt die Häufigkeit der Muskelkontraktionen

Abb. 26: Mittelfrequente Trägerfrequenz (MF), niederfrequente Hüllkurve und Schwellung bei der MET. Man beachte, dass die Hüllkurven nie die Mittellinie erreichen.

Die Mittelfrequenz-Elektrotherapie empfiehlt sich bei TENS-Versagern, wenn bei myogenen Schmerzen zusätzlich Muskeltonussenkung durch vorangegangene Kontraktionen und Verbesserung der Vasomotorik mit indirekter Schmerzstillung erwünscht sind oder wenn die bei der TENS eingesetzten Frequenzen oberhalb der Kontraktionsschwelle liegen und schmerzhafte Muskelkontraktionen auslösen.

5.2.1.5.2 Weiteres Anwendungsspektrum der Mittelfrequenz- therapie

Daraus ergibt sich für die Anwendung der modulierten Mittelfrequenz folgendes klinisches Indikationsspektrum:

- Beeinflussung der Vasomotorik (Stimulation der distal der Stenose gelegenen Muskelgruppen, z.B. bei peripherer AVK Fontaine IIB und III, ggf. auch bei anderen neurodystrophe Störungen),
- Weichteilrheumatische Läsionen,
- Verletzungsfolgen (nicht nur die Ruhigstellung mit Myohypotrophie stellt eine Indikation dar, sondern auch das traumatische Ödem, die Gelenkversteifung, Kontrakturen, Gelenkerguss, gelenkmobilitäts- störungsbedingte Myohypotrophie, Kraftsteigerung zur besseren Ge- lenkstabilisierung mit simultaner Resorptionsförderung und Durchblu- tungssteigerung periartikulär),
- direkte Schmerzstillung bei Stimulation der Nervenreizpunkte durch die eintretende Wedensky-Hemmung,
- TENS-Versager, wenn neurogene und myogene Schmerzen kom- biniert sind.

5.2.1.6 Risiken und Nebenwirkungen/Kontraindikationen

Zu beachten:

- Prothesenlockerungen wurden bislang bei der Anwendung ampli- tudenmodulierter Mittelfrequenzströme nicht beobachtet. Möglichst sollte der Gelenkersatz oder die am Gelenk ansetzende Muskulatur (wegen der resultierenden Kontraktionen) nicht einbezogen werden (was bei der Behandlung von Beckenbodenpatientinnen nicht möglich ist. Daher ist die Patientin vor der Behandlung darüber aufzuklären, dass ein theoretisches Risiko besteht, in der Praxis aber noch nie aufgefallen ist). Es kommt aber zu keiner Erwärmung oder elek- trolytisch bedingten Schädigung der Implantatoberfläche.
- Herzschrittmacher werden theoretisch vom Mittelfrequenzstrom als Störsignal nicht tangiert, man sollte aber Thorax und Arme aus der Stimulation herauslassen. Elektrodenanlage von der Hüfte abwärts ist erlaubt, ggf. kann die Therapie EKG-überwacht stattfinden.
- Bei peripher-neurogener Parese mit kompletter Denervierung ist die MF-Therapie ohne Wirkung, da die Regeneration des Achsenzylin- ders durch die Behandlung nicht gefördert wird und die schmalen MF- Impulse für den Zeitbedarf des denervierten Muskels zu kurz sind.
- Keine Auflage der Elektroden auf Wunden oder nässende/ entzünd- liche Effloreszenzen,
- Keine Therapie bei akuten, schwer fieberhaften Infekten,
- Kontraindikationen auch bei lokalen Entzündungen (Erysipel), Lym- phangitis, Thrombophlebitis,
- Kontraindikation der Muskelstimulation bei Myopathien, MS, M. Parkinson.

6 Modulierte Mittelfrequenz-Elektro-Therapie (MET)

Die von U. Knop und dem Arbeitskreis für Modulations-Elektro-Medizin (M.E.M. e.V.) entwickelte mittelfrequente Stromform MET (modulierte Mittelfrequenz-Elektro-Therapie) soll die Vorteile klassischer nieder- und mittelfrequenter Elektrotherapieverfahren ohne die jeweiligen spezifischen Nachteile vereinen, indem sie drei verschiedene Stromformen zusammenführt. Diese Stromform wird bisher in nur sehr wenigen Lehrbüchern und wissenschaftlichen Arbeiten erwähnt, erscheint jedoch eine interessante Kombinationsmöglichkeit zu sein.

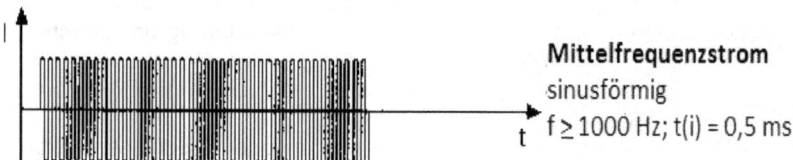

Mittelfrequenzstrom
sinusförmig
$f \geq 1000$ Hz; t(i) = 0,5 ms

Abb. 27: Sinusförmiger Mittelfrequenzstrom (MF-Strom)

Bei diesem Verfahren liegt zunächst ein rechteckig geformter Mittelfrequenzstrom von 2 - 6 kHz vor, welcher aufgrund des Gildemeister-Effekts (s. 5.2.1.2) und der Wedensky-Hemmung (s. 5.2.1.2) als volumenaktivierende, bzw. volumendurchströmende Trägerwelle fungiert.
Die Haupteffekte sind:
• „kontinuierliche Aktivierung",
• Schmerzlinderung bei chronischen posttraumatischen Syndromen durch Bildung einer dauerhaften Depolarisation, welche eine Hemmung der Nerven ermöglicht,
• Direkteinwirkung auf den Muskel mit einer daraus resultierenden gesteigerten Eigenaktivität.
Auf die Trägerwelle können nun verschiedene Hüllkurven aufmoduliert werden, welche diese in der Gesamtheit zwischen den beiden Elektroden in ihrer Form und Wirkung auf den Körper verändern.
Dieses geschieht mit der Schwell-Amplitudenmodulation, die dem Mittelfrequenzschwellstrom [Wymoton®]-Verfahren entspricht.

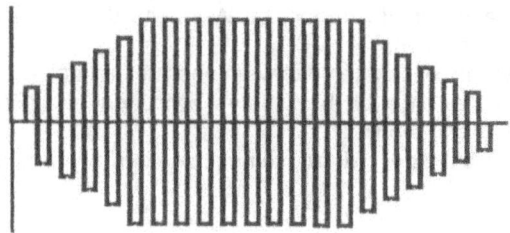

Abb.28: Schwell-Amplitudenmodulation

Die Hauptwirkungen je nach Modulationsgrad (Anzahl der Schwellungen pro Minute) sind:

Impulse/ Minute	Effekt
4-6	direkte Muskeltonisierung, bzw. „quasiphysiologische" Muskelkontraktion/-aktivierung nach Senn
15	Mikromassage und Lymphstimulation bzw. positive Beeinflussung des Lymphrückflusses aus dem Gewebe (z.B. zur Rückbildung von Ödemen)
30	Kräftige Muskelfasertonisierung
60	Reaktive Tonisierungs- und Detonisierungseffekte (über den „Schütteleffekt")
100	Spasmolyse, Lockerung verspannter Muskeln

Die Schwell-Amplitudenmodulation kann mit 2 -100 Schwellungen/min trapez- und rechteckförmig moduliert werden. Die Modulationstiefe ist zwischen 0- und 75% einstellbar, wobei immer ein mittelfrequentes Grundsignal bleibt (mind. 25%).

Als weitere Hüllkurve wird die Rechteck-Amplitudenmodulation, die dem Ampliltudenmodulationsverfahren oder "russische Stimulation" entspricht, auf die Trägerwelle aufmoduliert.
Diese ist in ihrer Amplitude niederfrequent rechteckmoduliert mit einer Frequenz von 1-100 Hz (also 1–100 Impulsen pro Sekunde) und ergibt die wirksame Reizfrequenz zur Muskelstimulation. Die Modulationstiefe kann wie bei der Schwell-Amplitudenmodulation bis 75% eingestellt werden.

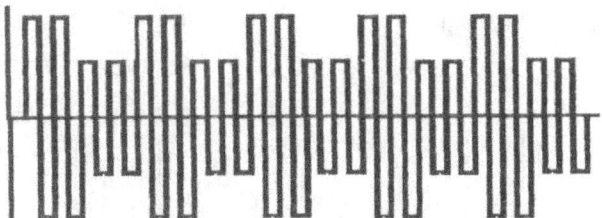

Abb. 29: Rechteckamplitudenmodulation

Die Wirkungen sind vielfältig und je nach Frequenz der niederfrequenten Hüllkurve spezifisch:

Frequenz [Hz]	Therapeutischer Effekt
100	Schmerzlinderung, TENS-ähnliche Wirkung, Hemmung des sympathischen Nervensystems, Erweiterung der Blutgefäße und Schwächung der Muskelkontraktion
50-70	Kräftigere Muskelkontraktionen der fast-twitch-Fasern, beginnende Schmerzlinderung
50	Kräftigere Muskelkontraktionen beider Fasertypen (Superposition) und beginnende Tetanisierung
20-40	Inkomplette kräftigere Muskelkontraktionen (Schütteleffekt/ Muskelpumpe), Ansprache der tonischen Fasern (slow-twitch) und Erregung des Vagus, Erweiterung der Blutgefäße
5-10	Tonisierung der Blutgefäße und Erregung des sympathischen Nervensystems

Der Haupteffekt der Rechteck-Amplitudenmodulation ist je nach Frequenzwahl eine anhaltende Schmerzstillung durch Aktivierung endogener schmerzstillender Substanzen und/oder die MF-Muskelstimulation.

Die beiden genannten Hüllkurven, die Schwell-Amplitudenmodulation und die Rechteck-Amplitudenmodulation, werden nun auf die Trägerwelle aufmoduliert, so dass der MET-Modulationsstrom entsteht, der auf der folgenden Abbildung zu sehen ist. Der MET-Modulationsstrom vereinigt so die niederfrequente MF-Therapie (Amplitudenmodulationsverfahren oder "russische Stimulation"), welche ähnlich wie NF-Reizstrom wirkt und die direkte Mittelfrequenz-Therapie (Mittelfrequenzschwellstrom/Wymoton®-Verfahren) in einem Signal. Bemerkenswert ist, dass das Signal hierbei nie bis zur Nulllinie abfällt, was bei NF Reizstrom immer der Fall ist.

Grafisch veranschaulicht ist das MET-Modell auf folgender Abbildung zu sehen:

Abb. 30: Das MET-Modell

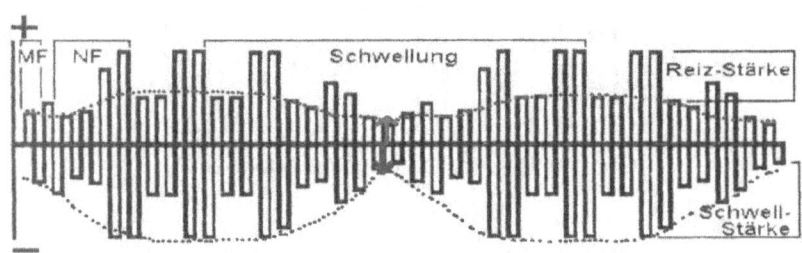

MET-Modulationsstrom -
beachte: keine der Hüllkurven erreicht die Nulllinie

Folgende Eigenschaften werden der MET zugeschrieben:

- Die MET eignet sich aufgrund der implizierten verschiedenen Stromformen zur **intensiven Muskelstimulation** mit folgender Detonisierung, zum gezielten Muskeltraining, zur Behandlung schmerzhafter Muskelverspannungen und zur posttraumatischen Schmerztherapie (vgl. Frenkel et al., 2004, S. 108). Zusammen mit der direkten Analgesie wird also gleichzeitig eine Muskelstimulation (zum Muskelaufbau und zur indirekten Schmerzstillung) wirksam. Diese Kombinationsmöglichkeit erreicht kein bisher bekanntes Stimulationsverfahren und wird möglich, da Nerven und Muskeln im Grunde bei derselben Frequenz von ca. 50 Hz stimuliert werden. Eine herkömmliche NF-Reiz-/Impulsstrombehandlung erzwingt über die Stimulation der Nerven eine Muskelzuckung. Die Rechteck-Amplitudenmodulation, die im Rahmen der MET als NF-Reizstrom fungiert, ermöglicht die Ansprache der Nerven als Eigenreaktion und nicht zwanghaft wie bei reinem NF Reizstrom.

- **Schmerzreduktion**: nach Anwendung der MET bei akut auftretender Lumbalgie kam zu einer Schmerzreduktion von 63,09% im Vergleich zu ca. 18% bei herkömmlichen Methoden. Begründet wird dieses Ergebnis mit der Frequenzwahl der aufmodulierten Rechteck-Amplitudenmodulation. Die Therapie läuft dabei in zwei Stufen ab: in der ersten Stufe werden 70 Hz aufmoduliert (Schmerzlinderung durch direkte Stimulation der Nerven), in der zweiten Therapiestufe werden 10 Hz aufmoduliert, wodurch Muskelfasern angesprochen und Muskelverspannungen gelöst werden. In einer Studie mit 15 Probanden wurde ebenfalls eine akute Lumbalgie mittels MET behandelt, wobei sich hier eine 42% Tonusabnahme des M. erector spinae im Segment L5 paravertebral, sowie eine Reduktion der Schmerzbewertung von 49% in dem Muskel zeigte. In einer weiteren Studie konnte bei Patienten mit HWS-Syndrom die Muskelspannung des M. trapezius nach der ersten Sitzung um 65% gesenkt werden und es kam zu einer Schmerzreduktion von 46%.

- **Muskelbehandlung bei zentraler Plegie**: Nach Schlaganfall kann zweimal pro Woche durchgeführter MET an der betroffenen Extremität behandelt werden, dazu wie üblich Krankengymnastik. Nach sechs Wochen zeigt sich im Vergleich zu ausschließlicher Krankengymnastik eine deutliche Verbesserung des Muskeltonus.

- Die durch die Mittelfrequenzwirkung erreichte intensive Gewebeaktivierung kann genutzt werden, um **Schlacken, Laktat und Abfallprodukte des Zellstoffwechsels aus den Geweben verstärkt auszuleiten** und durch leichte Belastungen in den für die Sportart nicht benötigten Muskeln zur gleichen Zeit abzubauen. Dadurch können die Regenerationszeiten verkürzt werden und es ist zu überlegen, ob es Sinn macht, die MET zusätzlich zu dem Einsatz nach intensiven Trainingseinheiten und zwischen Wettkämpfen auch in der Halbzeitpause von z.B. Fußball einzusetzen.

Die MET vermag Muskeln zu entspannen, den Abtransport von Abbau-produkten zu optimieren und gleichzeitig die Versorgung mit Sauerstoff und Nährstoffen maximieren. Demzufolge kann mit der MET Muskel-(faser)-verletzungen vorgebeugt werden. Ferner bietet die MET die Möglichkeit, die Muskulatur in Verletzungssituationen voll leistungsfähig zu halten und zur gleichen Zeit das verletzte Gewebe bei der Regenera-tion zu unterstützen.

Die MET ermöglicht das Betreiben von hochintensivem Muskeltraining ohne zusätzliche Belastungen für die Gelenke oder Strukturen, und durch das gleichzeitige Trainieren aller Skelettmuskeln (Ganzkörper-EMA) lässt sich der zeitliche Aufwand für das Krafttraining reduzieren. Diese Eigenschaft trifft jedoch auch auf das klassische niederfrequente Ganzkörper-EMS-Training zu, welches die Muskeln aber ausschließlich über die Stimulation der Nervenfasern zur Kontraktion zwingt. Bei der MET wirkt sowohl diese Art der niederfrequenten Muskelstimulation, als auch die „quasi physiologische" Muskelaktivierung (direkt über die Mus-kelfasern) mittels des Mittelfrequenzschwellstroms. Es besteht nachweis-bar eine signifikant höhere Wirksamkeit der MET gegenüber anderen MF-Stromformen in Bezug auf die Stimulation der Willkürmotorik (die MET erreicht hier zwei- bis dreimal so hohe Werte wie das reine Interferenz- oder das Amplitudenmodulationsverfahren).

Vergleicht man die Schmerzschwellenanhebung durch MET, nieder-frequenten Reiz-/Impulsstrom (in diesem Fall TENS) und Placebo mit-einander, dann zeigt sich (hoch signifikant), dass die MET auf 92% Schmerzschwellenanhebung im durchströmten Volumen, also in tiefen Gewebsregionen, gegenüber nur 28 % bei niederfrequenten Reiz-/ Impulsstrom kommt (Krölling 1996). Bei der Wirkung innerhalb von 5 Minuten erreicht die MET mit 67% gegenüber dem niederfrequentem Reiz-/Impulsstroms mit 16% den gut vierfachen Wert (tiefe Gewebsaktivierung durch die MET). Diese Tiefenwirkung der MET wurde 1999 in einem laborexperimentellen Versuch an lebenden, betäubten Schweinen von Knop, Winter, Albert und Bock mit der Tiefenwirkung von niederfrequenten Reiz-/Impulsströmen und dem MF-Amplituden-modulationsverfahren verglichen. Die Takt- bzw. Modulationsfrequenz war jeweils dieselbe und die Abtastelektrode war tief in die Muskulatur nahe dem Oberschenkelknochen eingeführt (mit ca. 40 cm Abstand zwi-schen Messkopf und kutanem Einschubschnitt). Auf folgenden Abbil-dungen sind die unterschiedlichen Reiz-/Impulsströmen gemessen an den Ausgangselektroden und gemessen an der Tiefenelektrode zu sehen.
Der beschriebene laborexperimentelle Versuch wurde auch am isolierten Muskel- und Gewebsmodell in einer Computersimulation in vitro nach-gemessen, wobei es zu dem gleichen Ergebnis kam.

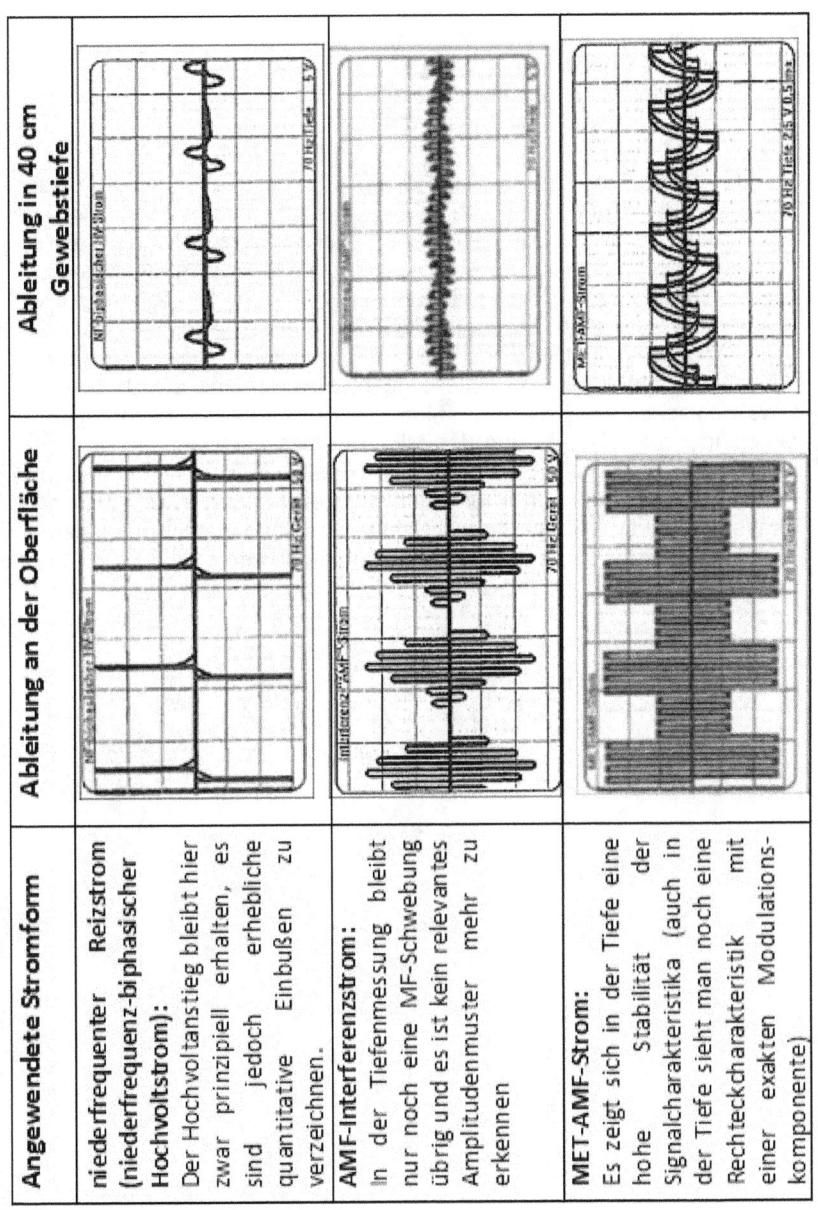

Angewendete Stromform	Ableitung an der Oberfläche	Ableitung in 40 cm Gewebstiefe
niederfrequenter Reizstrom (niederfrequenz-biphasischer Hochvoltstrom): Der Hochvoltanstieg bleibt hier zwar prinzipiell erhalten, es sind jedoch erhebliche quantitative Einbußen zu verzeichnen.		
AMF-Interferenzstrom: In der Tiefenmessung bleibt nur noch eine MF-Schwebung übrig und es ist kein relevantes Amplitudenmuster mehr zu erkennen		
MET-AMF-Strom: Es zeigt sich in der Tiefe eine hohe Stabilität der Signalcharakteristika (auch in der Tiefe sieht man noch eine Rechteckcharakteristik mit einer exakten Modulationskomponente)		

Abb. 31: Verschiedene Tiefenwirkung von 3 verschiedenen Strömen

75

Die Mittelfrequenz hat also spezifische Eigenschaften:
- Gildemeister-Effekt,
- Wedensky-Hemmung,
- Senn-Tonisierung.

Bei der **Senn-Tonisierung** handelt es sich um die Folge de beiden anderen Phänomene. Durch die langsame und kontinuierliche Entwicklung der Mittelstromintensität entsteht zunächst lokal ein Kontraktionszustand. Dieser entwickelt sich ebenfalls langsam in einen kontinuierlichen Kontraktionszustand fort. Dieses allmähliche Entstehen und den langsamen Rückgang des Kontraktionszustandes bezeichnet man als (Senn-)Tonisierung. Das grenzt die MET von der tetanisierenden Wirkung niederfrequenter und mittelfrequenter Reizströme ab. Da dies der physiologischen Aktivität der Muskulatur wesentlich näher kommt, bezeichnet man die Wirkung des MET-Stromes auch als „quasi-physiologisch". Dies scheint deshalb so zu sein, weil die nebeneinander-gelegenen Muskelfasern sich in unterschiedlichen Membrandepolarisationsphasen befinden, bedingt dadurch, dass lokal wirkende, länger dauernde reaktive Depolarisationen durch den Strom entstehen.

Abb. 32

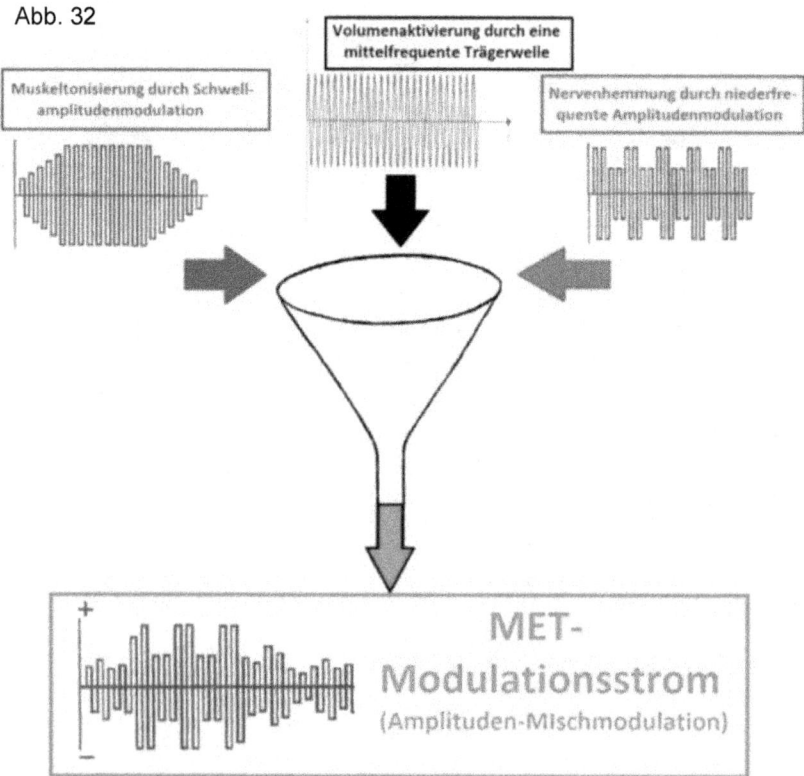

76

Dadurch kontrahieren die Muskelfasern nicht synchron, sondern es besteht ein rhythmisches Nebeneinander unterschiedlicher Kontraktionszustände. So ist es bei der spontanen Muskelaktivität auch.

Diese grenzen sie deutlich von der Niederfrequenz ab. Im medizinisch-therapeutischen bzw. rehabilitativen Bereich hat die Mittelfrequenz einen gefestigten Stand und ist medizinisch zugelassen (was nicht bedeutet, dass sie in allen Fällen von den gesetzlichen und privaten Krankenkassen auch finanziert wird, zumal sich diese Behandlungsform nicht zwingend in den physiotherapeutischen Praxen etabliert hat, sondern häufig in Fitnessstudios angesiedelt ist. Im Leistungs- und Breitensport fand die Mittelfrequenz noch vor nicht allzu langer Zeit nahezu keine Verwendung, außer in wenigen National-, Olympia- und Kadermannschaften. Dieses hing auch mit dem Umstand zusammen, dass bis Ende 2010 kein Ganzkörper-EMA-Gerät auf dem Markt war (welches mit der Mittelfrequenz arbeitet (im Gegensatz zum niederfrequenten EMS). Diese Situation hat sich geändert.

6.1 Elektrische Eigenschaften des menschlichen Körpers

Elektrophysikalisch stellt der menschliche Körper einen aus unterschiedlichen Leitern (den im Raum des Körpers verteilten unterschiedlichen Geweben) zusammengesetzten Verbund dar. Im Körper, anders als bei Metallen, leiten im elektrischen Feld im wässrigen Milieu des biologischen Mediums die Ionenbewegungen den Strom. Daher ist die Leitfähigkeit (σ) abhängig von Ionengehalt und –mobilität im jeweiligen Gewebe. Letztere ist temperaturabhängig.

Gebundene Ladungen im Gewebe führen daher zu sehr komplexen Dielektrizitätseigenschaften. Der Verschiebungsstrom trägt zum zeitabhängigen bioelektrischen Verhalten des Gewebes bei. Solche gebundenen Ladungen finden sich in den elektrischen Doppellagen der Membranoberflächen und in polaren Molekülen, wie wir sie bei Eiweißen finden.

Als „dielektrisch" bezeichnet man dabei ein Material, das elektrische Ladung nicht leitet, sondern, das in einem elektrischen Feld Ladungen verschiebt, anstatt sie zum Fließen zu bringen. Die dielektrischen Eigenschaften eines jeden Gewebes sind dabei unterschiedlich und werden mit den Begriffen

- Konduktivität (Leitfähigkeit) und
- Permittivität (Dielektrizitätskonstante) (Durchlässigkeit für elektrische Felder)

beschrieben.

Die **Konduktivität** setzt die Stromdichte im Gewebe mit einem extern angelegten elektrischen Feld in Beziehung und ist ein Maß für die Leichtigkeit freier Ladungsträger im elektrischen Feld, durch das Material/ Gewebe zu wandern. Sie steigt mit der Frequenz angelegten Stroms. Die **Permittivität** hingegen bezieht sich auf die Eigenschaft gebundener Ladungen im elektrischen Feld und stellt ein Maß dar für das Ausmaß der Verschiebung von Ladung bzw. in permanent dipolaren Molekülen für deren Neuausrichtung im Feld.

Wir betrachten dabei folgendes bildhafte Beispiel:

Ein äußerlich angelegtes elektrisches Feld übt eine Kraft aus auf die (freien oder gebundenen) Ladungen im Gewebe. Die Kraftrichtung ist abhängig von der Orientierung des Feldes und der Ladung der Ladungsträger. Oszilliert das Feld, dann ändert die Kraft ihre Wirkrichtung periodisch und damit wirkt sich dies auf die Orientierung der Ladungen im Gewebe aus.

unpolarisiert

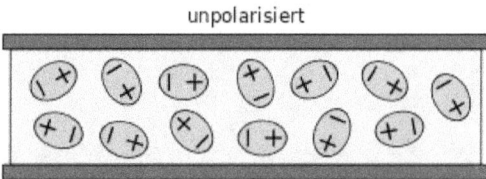

polarisiert durch ein angelegtes elektisches Feld

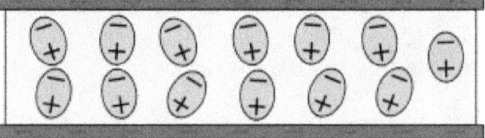

Allerdings sind die Veränderungen dort nicht synchron, da sie von weiteren Variablen abhängen. Gebundene unterschiedliche Ladungen werden sich etwas voneinander entfernen, sie werden funktionell zu Dipolen, und polarisierte Moleküle (in denen die Ladungen bereits getrennt sind) werden sich in der momentanen Feldorientierung ausrichten. Dadurch entsteht ein zusätzliches internes elektrisches Feld. Das setzt die freien Ladungen in Bewegung. Diese kollidieren mit anderen Partikeln auf ihrem Weg. Dabei verlieren sie Energie, nehmen aber von der elektrischen Feldenergie im Gewebe auf. Das trifft in bestimmtem Umfang sogar auf gebundene Ladungen zu, die ebenfalls kollidieren können. Die unterschiedlichen Ereignisse finden mit einer zeitlichen Verzögerung statt. Variablen sind hier also

- Ladung,
- Größe,
- frei beweglich oder gebunden,
- Beziehung der Teilchen zu ihrer Umgebung.

Daher rufen externe elektrische Felder unterschiedlicher Oszillationsfrequenz auch unterschiedliche Gewebereaktionen hervor. Die Gesamtreaktion ist also eine Addition einzelner einfacher Reaktionen auf das Feld und charakterisiert das Gewebe, dessen Eigenschaften letztlich die Reaktion auf das Feld bestimmen und mit den Begriffen der Konduktivität und Permittivität beschrieben werden können. Das resultierende elektrische Feld im Gewebe (man nennt es Verschiebungsfeld D) ist also eine Reaktion auf das außen anliegende Feld (E) und die Reaktion der geladenen Teilchen, Dies lässt sich sogar in einer Gleichung beschreiben, bei der ε die sog. Dielektrizitätskonstante des jeweiligen Gewebes darstellt (die wiederum frequenz [ω] - (und temperatur-) abhängig ist:

$$D(\omega) = \varepsilon(\omega) * E(\omega)$$

Diese Eigenschaften variieren von Gewebe zu Gewebe und sind abhängig von der Frequenz des angelegten elektrischen Feldes. Das bedeutet, dass es für jede Frequenz eine eigene Gleichung gibt. Die Permittivität ist abhängig vom Vermögen der gebundenen Ladungen, in einem elektrischen Feld verschoben oder polarisiert werden zu können. Damit hat jede polarisierbare Gewebeentität eine ihr eigene, charakteristische Antwort auf das einwirkende elektrische Feld in Abhängigkeit von dessen Frequenz

$$\varepsilon(\omega) = \varepsilon_\infty + (\varepsilon_s - \varepsilon_\infty) / (1 + j\omega\tau) \quad \text{[Debye-Gleichung]}$$

ε: Permittivität
ε_∞: Permittivität bei hoher Frequenz (hier können polarisierbare Gewebe nicht reagieren)
ε_s: Permittivität bei niedriger Frequenz (Polarisierung ist hier maximal)
j: elektrische Stromdichte [$A*m^{-2}$)
ω: Kreisfrequenz*
τ: charakteristische Relaxations*zeit(konstante)t*** eines Gewebes unter Studienbedingungen

ε enthält somit als Funktion alle Informationen zur inneren Organisation des Gewebes, einschließlich Ladungsbewegung und Dipol-Ausrichtung. In einer allgemeinen Form sollte die Funktion ε daher auch den Einfluss von Amplitude und Phase des einwirkenden Feldes sowie Terme, die den Energieverlust im Gewebe beschreiben, beinhalten. Da ε eine komplexe Zahl darstellt, teilt man sie in einen realen und einen imaginären Teil auf. *Der reale Teil repräsentiert die dielektrische Permittivität, der imaginäre Teil spiegelt Energieverlust oder – absorption wieder und repräsentiert damit die dielektrische Relaxation* des polarisierten Gewebes. Dabei ist die dielektrische Reizantwort auf das Feld am größten in der Umgebung von Frequenzen ~ 1/ τ (die Frequenz, bei der der Dipol auf das oszillierende Feld reagieren kann = dipolare Anregungs- oder Exzitationsfrequenz). Dabei sollte der imaginäre Anteil auch den zum Teil erheblichen Energieverlust durch Kollision freier Ladungen im Gewebe berücksichtigen.

Man erhält so gewebetypische Kurven *der dielektrischen Antwort auf das Anlegen eines elektrischen Feldes*:

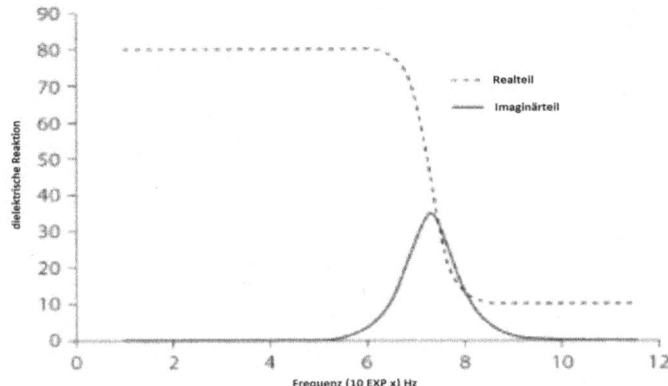

Nun ist biologisches Material natürlich noch komplexer. Jede polarisierbare Einheit (Molekül) hat unterschiedliche Anregungsmomente. Die Interaktion der Moleküle verändert lokal ihre Polarisierbarkeit. Übergeordnete Strukturen (z.B. Membranen) sind ihrerseits polarisierbar. Damit interagieren multiple Dipole mit unterschiedlichen und überlappenden Relaxationszeiten und dielektrischen Reizantworten und die freien Ladungen bestehen ja auch nicht aus einem, sondern aus mehreren Ionen unterschiedlicher Mobilität. Daher haben **Cole und Cole** die Debye Gleichung etwas modifiziert:

$$\varepsilon\,(\omega) = \varepsilon_\infty + (\varepsilon_s - \varepsilon_\infty)\,/\,[(1+j\omega\tau)]^{1-\alpha}$$

Ein typisches Cole-Cole-Diagramm beschreibt einen Halbkreis, dessen Mittelpunkt auf der reellen Achse liegt (siehe Bild). Auf der Abszisse des Cole-Cole-Diagramms wird der Realteil ε' der relativen Permittivität (Dielektrizitätszahl) und auf der Ordinate ihr negativer Imaginärteil ε'' (dielektrische Verluste) abgelesen.

Die Frequenzabhängigkeit der Permittivität kann nach der folgenden Beziehung als Cole-Cole-Diagramm dargestellt werden, wobei ω die Kreisfrequenz und i die imaginäre Einheit ist.

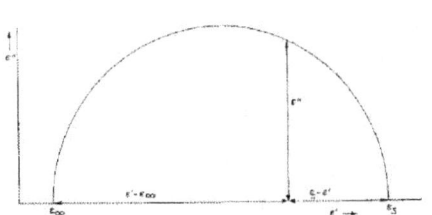

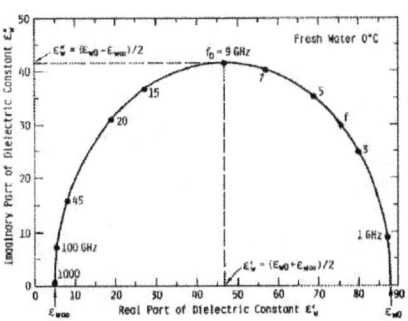

Als Ortskurve ergibt sich annähernd ein Halbkreis, dessen Lage und Größe von vier Parametern abhängt, die für das Beispiel von Wasser bei Raumtemperatur oder dem dielektrisch sehr ähnlichen Muskelgewebe etwa die folgenden Werte haben:

- die statische Dielektrizitätszahl ε_s, also die relative Permittivität des Dielektrikums bei der Frequenz 0 Hz $\varepsilon_s \approx 80$,
- die Dielektrizitätszahl bei sehr hohen Frequenzen $\varepsilon_\infty \approx 6$,
- die Relaxationszeitkonstante** $\tau \approx 10$ ps,
- der Cole-Exponent, er beträgt für Muskelgewebe $\alpha \approx 0{,}8$ und für Wasser $\alpha \approx 1$,
- Dem Cole-Cole-Diagramm lassen sich einige wichtige charakteristische Parameter des untersuchten Dielektrikums entnehmen. Hierzu dienen der Cole-Exponent α, die Relaxationszeit τ beziehungsweise ihr Kehrwert $\omega_c = 1/\tau$. Der Cole-Cole-Kreis weist zwei reelle Schnittpunkte mit der Abszisse auf. Bei der Resonanzfrequenz ω_c hat die Ortskurve ihr Maximum. Im Bild (oben) ist die Ortskurve der relativen Permittivität von Wasser für die Temperatur 0 °C dargestellt. Bei dieser Temperatur ist $\varepsilon_s \approx 80$ und $\varepsilon_\infty \approx 4$.

*Die **Kreisfrequenz** oder **Winkelfrequenz** ist eine physikalische Größe der Schwingungslehre. Als Formelzeichen wird der griechische Kleinbuchstabe Omega verwendet. Sie ist ein Maß dafür, wie schnell eine Schwingung abläuft.*

Im Gegensatz zur Frequenz **f** gibt sie aber nicht die Anzahl der Schwingungsperioden bezogen auf eine Zeitspanne an, sondern den überstrichenen Phasenwinkel der Schwingung pro Zeitspanne. Da eine Schwingungsperiode einem Phasenwinkel von 2π entspricht, unterscheidet sich die Kreisfrequenz von der Frequenz durch einen Faktor 2π:

$$\omega = 2\pi f = 2\pi * T^{-1}$$

wobei **T** die Periodendauer der Schwingung ist. Die Einheit der Kreisfrequenz ist 1/s. Anders als bei der Frequenz wird diese Einheit bei der Kreisfrequenz nicht als „Hertz" bezeichnet. Häufig wird der Begriff „Kreisfrequenz" durch eine mechanische Analogie eingeführt: Wenn man einen Punkt eines rotierenden Körpers (oder einen rotierenden Vektor) senkrecht zur Drehachse auf eine Ebene projiziert, erhält man die Abbildung einer harmonischen (sinusförmigen) Schwingung. Die Kreisfrequenz der Schwingung, die sich aus dieser Projektion ergibt, hat dabei denselben Zahlenwert wie die Winkelgeschwindigkeit des rotierenden Körpers. Diese Projektion ist jedoch lediglich die mechanische Veranschaulichung eines abstrakten Konzepts: Harmonische (d. h. sinusförmige) Schwingungen werden in der komplexen Ebene durch die Rotation eines komplexen Zeigers dargestellt. Durch diese Abstraktion ist der Begriff Kreisfrequenz auf Schwingungen jeder Art (elektrisch, mechanisch etc.) anwendbar und hat keinen direkten Bezug zu rotierenden Körpern. Die Kreisfrequenz beschreibt die abstrakte Änderungsrate des Phasenwinkels in der komplexen Ebene, während die Winkelgeschwindigkeit die Änderung eines physikalischen Winkels an einem physikalischen Körper pro Änderung der Zeit beschreibt.

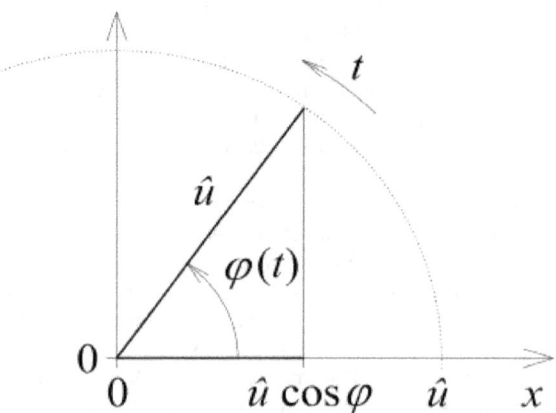

Mit konstanter Kreisfrequenz ω rotierender Zeiger der Länge û . Der Phasenwinkel φ(t) nimmt linear mit der Zeit zu. [Die Projektion des Zeigers auf die x-Achse ist û cos φ.]

** **Relaxation** bezeichnet im naturwissenschaftlichen Bereich den Übergang eines Systems über **Relaxationsprozesse** in seinen Grundzustand oder in einen Gleichgewichtszustand (häufig nach einer Anregung oder einer äußeren Störung). Die **dielektrische Relaxation** (=verzögerte Reaktion eines Systems auf eine äußere Einwirkung, die nach Ende der Einwirkung abläuft). Während der **Relaxationszeit** läuft die Wiederherstellung des ursprünglichen Gleichgewichtszustandes ab, der Wert ist nach einmaliger Störung charakteristisch für das System. Die **Relaxationszeit** (genauer **Relaxationszeitkonstante**) beschreibt somit eine materialtypische charakteristische Zeit, in welcher sich ein System (meist exponentiell) dem stationären Zustand annähert. Anschaulich hat sich das System nach der Dauer einer Relaxationszeitkonstante merklich auf seinen Gleichgewichtszustand zubewegt; nach der Dauer von drei bis sechs Relaxationszeitkonstanten kann man gewöhnlich von einer weitgehend abgeschlossenen Relaxation ausgehen. Der Kehrwert der Relaxationszeitkonstante wird als **Relaxationsrate** bezeichnet. Die Unterscheidung von „Relaxationszeit" und „Relaxationszeitkonstante" ist sinnvoll, da in Experimenten zur Beobachtung oder Quantifizierung der Relaxation auch die frei wählbare Dauer, während der man ein System relaxieren lässt, als „Relaxationszeit" bezeichnet wird.

Bei wiederholten periodischen Störungen ergibt sich eine Phasenverschiebung zwischen Störung und Systemantwort. Sind die Relaxationszeiten größer als die für die Zustandsänderung typischen Zeiten, ist das System quasistatisch) ist der zeitverzögere Aufbau der elektrischen Polarisation (P) eines dielektrischen Mediums nach Anlegen eines äußeren elektrischen Feldes (F). Die dielektrische Relaxationszeit ist eng verknüpft mit der Leitfähigkeit der Struktur. In Metallen ist sie klein, in Halbleitern und Isolatoren sehr groß. Als ß-Relaxation bezeichnet man die frühe Relaxation der Teilchen. Sie korrespondiert mit der Vibration der Teilchen um ihre Gleichgewichtsposition herum. Da diese Teilchen im Verbund durch ihre Nachbarn behindert werden, kommt die Relaxation zu einem Plateau. Die ß-Relaxation liegt zeitlich vor dem Erreichen des Plateaus. Die späte Relaxation bezeichnet man als alpha-Relaxation. Die Frequenz der Relaxation liegt in der Größenordnung $100 - 10^{10}$ Hz. Sie sind damit recht langsam, vergleicht man sie mit Molekülschwingungen oder elektrischer Ladungsverschiebung. Hier liegt die Frequenz bei über 10^{12} Hz.

Im Frequenzbereich zwischen (10-)100 Hz bis 1000 MHz nehmen der Widerstand und der Blindwiderstand der Gewebe kontinuierlich ab. Das ist dadurch bedingt, dass die Passage des Feldes über kapazitive Widerstände mit steigender Frequenz einfacher von statten geht und dass bei steigender Frequenz dann zelluläre und biochemische Mechanismen einzuwirken beginnen, die ebenfalls vereinfachend wirken. Dabei ist die Kapazität biologischer Verbände (Gewebe) um ein Vielfaches höher als die anorganischer Materialien (wie Kunststoff, wie er in Kondensatoren verwendet wird). Begründet ist das in der Vielzahl der eng benachbarten Membranen, die – jede für sich – als Kondensator wirkt. Innerhalb bestimmter Frequenzbereiche **vergrößert sich der Phasenwinkel (frequenzabhängig)**, da bestimmte ablaufende Prozesse die Kapazität erhöhen.

Diese Frequenzbereiche sind damit Regionen eines **gesteigerten Widerstandabfalls** in einem Koordinatensystem, in dem Widerstand (bzw. Permittivität) und Frequenz gegeneinander abgetragen sind. Man bezeichnet diese Frequenzbereiche als „Dispersionen".

Im Niederfrequenzbereich (um 100 Hz) kann sich die Zellmembran vollständig auf- und entladen (wird sie vollständig polarisiert und depolarisiert). Das ist der Bereich der sog. α-Dispersion.

Im Bereich von 10 kHz bis 10 MHz lädt sich die Zellmembran nur partiell auf und der Strom lädt auch die Organellen und intrazellulären Strukturen auf, er polarisiert sie. Diese Organellen wirken dabei wie kleine Kondensatoren. Der durch die lipiden Zellmembranen fließende Strom lässt kapazitive Komponenten im System entstehen. Die mit Polarisierung und Relaxation verbundenen intrazellulären Widerstandsveränderungen (Permittivitätsveränderungen) sind bei den Frequenzen um 100 kHz am deutlichsten erkennbar – das ist der Bereich der ß-Dispersion. (Die γ-Dispersion bei 10 GHz basiert dann auf Protein- und Organellen-Dipol-Reorientierungsvorgängen, die die Impedanzmessung des intra- und extrazellulären Raumes beeinflussen, hervorgerufen durch die Relaxation von Wassermolekülen.)

DISPERSION ist die frequenzabhängige Permittivitätsveränderung des Gewebes/ der Zelle, im niederfrequenten Bereich mit einer stärkeren Auswirkungen auf die *Polarisation geladener Teile*, seien es nun Proteine, ortsgebundene Dipole oder primär dipolare Moleküle wie Proteine. Damit steht der Bereich der α-Dispersion für die Ursache einer „Verfestigung" und größeren Undurchlässigkeit der Zellmembran (für elektrische Felder) sowie die *Einstellung des Ruhepotentials* der Zelle auf Werte um 60-90 mV.

Der Bereich der ß-Dispersion steigert die *Durchlässigkeit der Zellmembran für elektrische Felder* und ermöglicht einen *höheren Stoffaustausch; eine bessere Durchflutbarkeit des Zellinneren mit Wechselströmen* führt offenbar zu einer *erhöhten Regenerations- und Mitosefähigkeit.* Das Ruhepotential wird ebenfalls beeinflusst und liegt in diesem Bereich bei (nur) 30 mV, die Erregbarkeit steigt somit.

Die dielektrische Streuung ist daher also verknüpft mit Geweben, in denen die relative Permittivität mit steigender Frequenz absinkt.

Die Verschiebungsstromstärke ihrerseits ist zu der angelegten Feldstärke proportional.

Damit führen diese beiden Faktoren in einem Gewebe zu diesem komplexen frequenz-abhängigen Verhalten, das man als Dispersion bezeichnet. Üblicherweise kann man frequenzabhängig 3 Streuungsbereiche unterscheiden:

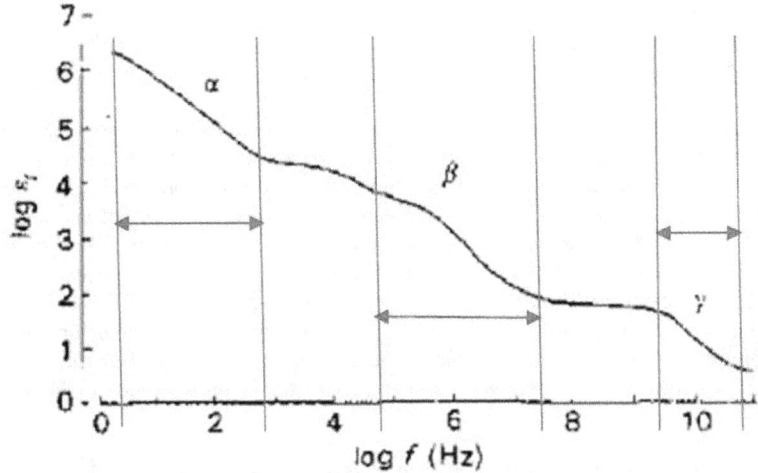

- α-Dispersion: 10 Hz – 10 kHz, bedeutsam an Membranen (Gewebsverbindungen) – im Niederfrequenzbereich angesiedelt,
- ß-Dispersion: 1 - 10 kHz bis mehrere MHz: einhergehend mit der Polarisation zellulärer Membranen, Proteine und andere organischer Makromoleküle – im Mittelfrequenzbereich angesiedelt,
- γ-Dispersion: > 10 GHz: Polarisation von Wassermolekülen.

Die Durchlässigkeit von Geweben für elektrische Felder im 50Hz-Bereich (ELF = extreme low frequency) ist extrem hoch, typischerweise um 10^6 (10^5-10^7), die sich in der α-**Dispersion** begründet, kann vor allem einem Gegenionendiffusionseffekt* zugeschrieben werden. Zum Phänomen der α-Dispersion tragen aber noch weitere Kofaktoren bei: aktive Membranleitfähigkeitsphänomene, Aufladung intrazellulärer membrangebundener Organellen, die mit der äußeren Zellmembran in Verbindung stehen und ggf. eine Frequenzabhängigkeit der Impedanz** der Membran selbst. Auf die Leitfähigkeit hat die α-Dispersion keinen Einfluss. Bei einer Zunahme der Dielektrizität um den Faktor 10^6 und einer Relaxationsfrequenz von 100 Hz steigt die α-dispersions-assoziierte Leitfähigkeit nur um 0,005 S/m, während die ionische Leitfähigkeit um 200 Mal stärker steigt. Damit haben Gewebe bei niedrigen Frequenzen einen vergleichsweise hohen Widerstand trotz ihrer hohen Durchlässigkeit für elektrische Felder. Sie wird beeinflusst durch die ionische Umgebung der Zelle.
Die **ß-Dispersion** tritt bei Frequenzen zwischen 1-10 kHz bis mehrere MHz auf und entspringt hauptsächlich aus der kapazitiven Ladung der Gewebezellmembranen. Ein kleiner Teil wird von der dipolaren Orientierung von Gewebeproteinen bei mittelfrequenten Strömen beigetragen. In der ß-Dispersion liegt die ß-dispersions-assoziierte Leitfähigkeit von Blut (Dielektrizitätskonstante 2000) bspw. um 0,4 S/m, während die ß-Relaxationsfrequenz bei 3MHz liegt.

In Geweben sind diese Parameter noch höher angesiedelt. Die Reaktion der Zellmembran auf das angelegte elektrische Feld ist es, die die ß-Dispersion im Wesentlichen beeinflusst (Maxwell-Wagner-Effekt***).

Ein Gegenion ist ein Ion, das in der Chemie ein elektrisch geladenes Teilchen begleitet, um die elektrische Neutralität des Systems zu gewährleisten. Gegenionen sind also Ionen mit entgegengesetztem Ladungsvorzeichen, die die elektrische Ladung eines Kations oder eines Anions ausgleichen. Oft verbindet man den Begriff Gegenion mit Ionenwolken – frei bewegliche Ionen – in einer Elektrolytlösung, die sich in der Umgebung eines Ions (z. B. einer Micelle oder einer anderen Grenzfläche) entgegengesetzter Ladung ansammeln. Wenn dabei eine Ionenart an der Grenzfläche selektiv adsorbiert wird, entsteht eine entsprechend elektrisch aufgeladene Schicht. Die Ladung dieser Schicht führt dann zu einer Anreicherung von Gegenionen in der unmittelbar angrenzenden Lösungsschicht.

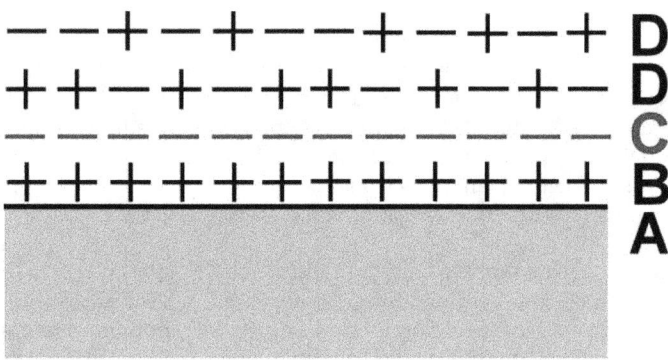

An der Adsorptionsfläche A werden hier Kationen B (positiv geladene Ionen) adsorbiert. Darüber lagert sich eine Schicht an Gegenionen C (hier Anionen) an. Die gewöhnlichen Ionen D (Kationen und Anionen) bewegen sich in der Elektrolytlösung darüber.

**Die Impedanz, auch Wechselstromwiderstand, gibt das Verhältnis von elektrischer Spannung an einem Verbraucher zur aufgenommenen Stromstärke an. Diese physikalische Größe wird im Allgemeinen vorteilhaft als komplexwertige Funktion der Frequenz angegeben. Die Impedanz beschreibt die Eigenschaft eines Mediums bei der elektromagnetischen Wellenausbreitung.*

*** Die sog. Maxwell–Wagner–Sillars-Polarisation (oft nur Maxwell-Wagner-Effekt genannt), findet sich an inneren dielektrischen Grenzflächen. Der Effekt beschreibt die Ladungstrennung (wie durch eine unsichtbare Trennschicht), die sich – in Relation zu Atom- und Molekülgrößen – über relativ große Distanzen manifestieren kann. Damit kann der Beitrag zum dielektrischen Verlust um ein Vielfaches größer sein als die dielektrische Antwort, hervorgerufen durch die Molekülbewegungen.*

Gewebe bestehen zum größten Teil aus Proteinen (und Wasser). Proteine haben eine dipole Exzitationsfrequenz im Bereich zwischen 1 und 10 MHz, abhängig von der Molekülgröße und damit seiner Möglichkeit, mit Bewegung/Schwingung/Rotation zu reagieren. Der Realteil von ε ist kleiner als der von Wasser. Die induzierte Polarisierung der DNS-Moleküle, von der elektrischen Doppelmembran um die DNS-Struktur herrührend, liegt im Bereich von 1 kHz, die Exzitationsfrequenz von DNS-Lösungen liegt bei 10-50 MHz. Ist das Wasser biologisch in den Molekülen gebunden, verändert es seine Relaxationszeit(konstante) τ (ungebundenes Wasser um 20 GHz, gebunden 100-1000 MHz).

Der Hauptmechanismus des dielektrischen Verhaltens der Zelle liegt in der Zellmembran begründet, die im Bereich von 100 kHz-10 MHz Ladungen aus den intra- und extrazellulären Flüssigkeiten akkumuliert. Einflussfaktoren sind hier

- Zellgröße,
- Membrankapazität,
- Leitfähigkeit der Membran,
- Leitfähigkeit der inneren und zellumgebenden äußeren Medien.

Sie alle bestimmen die Stärke des induzieren Dipols und die Relaxationsfrequenz. Die Elektrolyte tragen zu den frequenzunabhängigen dielektrischen Verlusten in Abhängigkeit von deren Konzentration und Beweglichkeit im Medium bei.

Muskelgewebe weist eine große α-Dispersion auf, stärker in seiner Längsrichtung als im Querdurchmesser. Schwan schreibt diese α-Dispersion der Polarisierung von Gegenionen in der Umgebung der Membran zu. Fatt und Falk sehen dieses Verhalten in der Polarisation des sarkotubulären Systems begründet. Eine Muskelfaser ist eine lang gestreckte vielkernige Zelle, wobei die Zellkerne meist dicht unter der Zellmembran der Muskelzelle, dem Sarkolemm, liegen. Ausläufer des Sarkolemms stülpen sich an vielen Stellen mit schlauchartigen Falten ein und bilden damit senkrecht zur Oberfläche und quer zur Längsachse der Muskelzelle das **sarkotubuläre System** von transversalen Tubuli (*T-Tubuli*, Quer-Tubuli; T-System), über das auch tief in der Muskelzelle gelegene Bereiche rasch von einer Erregung erreicht werden können, wenn ein Aktionspotential über das Sarkolemm geleitet wird. Die Einstülpungen des T-Systems haben Verbindung zur Oberfläche (und damit zum Extrazellulärraum) und ziehen hinab bis in die unmittelbare Nähe der Hohlräume eines anderen Röhrensystems, von Ausläufern des (glatten) endoplasmatischen Retikulums (*sarkoplasmatisches Retikulum* SR). Diese Kammerungen sind nun parallel zur Längsachse der Muskelzelle orientiert – also längs zwischen den Myofibrillen gelegen beziehungsweise sie umgebend – und bilden so ein abgeschlossenes System von longitudinalen Tubuli (*L-Tubuli*, Längs-Tubuli), das als Reservoir für Kalziumionen dient. Zu beiden Seiten stoßen die Ca^{2+}-speichernden Kammern des L-Systems auf die querenden Einfaltungen des T-Systems, sodass der eingefalteten Membran des Sarkolemms beidseits SR-Membranen anliegen (Triade) und Rezeptoren auf den je einander gegenüberliegenden Membranregionen direkt miteinander in Kontakt treten können.

Bei niedrigen Frequenzen dringt der Strom über das T-System in die Zelle, bei größeren Frequenzen wird der Strom durch die Membran in die Zelle abgeleitet. Die Frequenzgrenze ist bestimmt durch die Kapazität des T-Systems und den elektrischen Widerstand der in den Tubuli befindlichen Flüssigkeit. Daraus leitet sich ab, dass die Gesamtkapazität zwischen T-System und Extrazellulärraum frequenzabhängig ist und sie sich in einem Bereich zwischen der Addition der Kapazitäten von T-System und Zellmembran bis hin zu der Gesamtkapazität ausschließlich der Zellmembran bewegt. Da die Kapazität des T-Systems um ein Zehnfaches (oder mehr) höher ist als die der Zellmembran, steigert das T-System die Permittivität der Muskelzelle um ein Zehnfaches (und damit die des Muskelgewebes als solches, wenn lotrecht zur Achse gemessen wird). In vivo gehen wir davon aus, dass der der α-Dispersion zugrunde liegende Mechanismus auf einer Kombination der beiden Effekte
• Polarisierung des T-Systems und
• Polarisierung der Gegenionen der Zellmembranumgebung
beruht.
Elektrische Felder üben eine mechanische Kraft auf Zelle und Zellmembran aus. Die Kompressionskraft auf die Zellmembran ist das Produkt aus Membranpermittivität ε_m und dem Quadrat der Feldstärke an der Membran **(E_m): $0,5[\varepsilon_m\, E_m^2]$.**

Das Feld an der Innenseite ist zu dem außen unterschiedlich, es resultiert eine nach außen gerichtete Kraft. Die Zelle wird durch die wirkende Kraft in Längsrichtung des Feldes elongiert. Auch tangential wirkende Feldkomponenten müssen zur exakten Beschreibung in die Betrachtung einbezogen werden!
Im Niederfrequenzbereich ist der Zellkern durch die Kernmembran geschützt. Das Potenzial hier liegt unter dem der äußeren Zellmembran. Damit kann man das Potenzial des Zellkerns nicht ändern, ohne gleichzeitig erhebliche Potenziale über die äußere Membran zu induzieren. Die beschriebenen Phänomene gelten nur, wenn man davon ausgeht, dass sowohl in der Zelle als auch im Zellkern ein flüssiges Medium vorliegt und dass der Zellkern deutlich kleiner ist als die Zelle selbst. Dadurch sind die Verschiebungsströme im Verhältnis zu den Leitungsströmen vernachlässigbar.
Bei einwirkenden Frequenzen unterhalb der ß-Relaxationsfrequenz von Zelle und Zellkern schützt die Zellmembran das Zellinnere und verhindert die Polarisierung der Kernmembran. Bei darüber gelegenen Frequenzen wird der Blindwiderstand von Zell- und Kernmembran sehr klein (Der **Blindwiderstand** (auch Reaktanz) ist eine Größe der Elektrotechnik, die einen Wechselstrom durch Aufbau einer Wechselspannung begrenzt und eine zeitliche Phasenverschiebung zwischen Spannung und Stromstärke verursacht. Der Wert des Blindwiderstandes ist frequenzabhängig. Der Zusatz „blind" rührt daher, dass elektrische Energie zu den Blindwiderständen zwar transportiert, aber dort nicht in thermische, mechanische oder chemische Energie umgewandelt wird).

Der Spannungsabfall an den Membranen nimmt dabei umgekehrt proportional zum Frequenzanstieg ab. Das an der Kernmembran induzierte Potenzial ist zwischen den ß-Dispersionsfrequenzen von Zell- und Kernmembran am größten und entspricht hier in etwa dem Produkt aus der Feldstärke des extern angelegten Feldes und dem Radius des Zellkerns (Beispiel: Leberzelle mit einer ß-Dispersionsfrequenz von etwa 0,7 MHz für die Zellmembran und 1,4 MHz für die Kernmembran). Komplizierter ist das Ganze für zellmembrangebundene Organellen wie das T-System der Muskelzelle. Hier spielt deren Verbindung zum extrazellulären Raum eine wichtige Rolle. Es ergeben sich also folgende Folgerungen:

1. Bei konstanter Feldstärke in der extrazellulären Elektrolytlösung sind die maximalen induzierten Potenziale proportional zum Durchmesser der Zelle oder der inneren Organelle. Der Spannungsabfall an den Membranen nimmt dabei umgekehrt proportional zum Frequenzanstieg oberhalb der ß-Dispersionsfrequenz ab. Für äußere Zellmembranen liegen die wirksamen Frequenzen im Radiofrequenzbereich (ab 30 kHz aufwärts), für Organellen im Audiobereich (20 Hz – 20 kHz), wenn diese mit der Zellmembran verbunden sind (wie beim muskulären T-System), sonst wie oben. Das maximale Potenzial wird dabei zwischen den ß-Dispersionsfrequenzen von Zell- und Kernmembran erreicht.

2. Zellinneres und die subzellulären Komponenten sind im niederen Frequenzbereich (bis 20 kHz – also bei den Frequenzen, mit denen wir in der Elektrotherapie arbeiten) gut geschützt.

3. Die Breite der Spitzenpotentiale ist in Zellverbänden (in vivo) bedingt durch deren strukturelle Heterogenität wesentlich breiter als in Zellsuspensionen (in vitro).

Im Zusammenhang mit der Stromwirkung am Skelettmuskel spielt die Anisotropie der Muskulatur (aller Muskelsorten) eine wichtige Rolle (**Anisotropie** bezeichnet die Richtungsabhängigkeit einer Eigenschaft oder eines Vorgangs. Anisotropie ist das Gegenteil von Isotropie). Konduktivität und Permittivität erfahren im Niederfrequenzbereich eine Veränderung um den Faktor 7-10. Fließt der Strom parallel zur Muskelfaserakte, verteilt er sich im intra- und extrazellulären Raum vergleichbar mit der Längenkonstante der Muskelfaser (die **Längenkonstante** der erregten Zellmembran ist als der Abstand definiert, nach dem die Amplitude der ausgelösten Depolarisation auf 37 % reduziert ist). Muskelgewebe weist eine große α-Dispersion auf. Im Bereich der α-Dispersion haben wir es also mit Zellmembraneffekten zu tun. Die ß-Dispersion ist im Bereich der im Zusammenhang mit EEMA-Behandlungen auftretenden Spannungen nicht relevant. Will man hier einen Effekt erzielen, ist die Frequenz zu steigern. Setzt man den Körper höherfrequenten Strömen aus (bis 10 kHz), dann bekommt auch das Zellverhalten durch die auftretende ß-Dispersion im gesamten Körper eine größere Bedeutung. Diese erzielen dann eine Wirkung auf die Zelle selbst und werden verantwortlich gemacht für die Verbesserung von Heilungsverhalten und Zellregeneration nach Belastung.

Nach den Unterlagen der Arbeitsgruppe MET um Herrn Ulrich Knop sind die Wirkungen auf zellulärer Ebene im Bereich der ß-Dispersion (Glaser, Weinstein):
• erhöhte Mitosebereitschaft,
• Steigerung des transmembranösen Proteinflusses,
• Phasenübergänge von Membranlipiden,
• Veränderung der Cluster- und Mosaikstruktur der Zellmembran
    o   Spike-Bildung,
    o   Vesikulationen,
    o   pH-Wert-Veränderungen.
Damit werden Transport- und Reaktionsgeschehen im Membranraum (Keynes) und bestimmte Reaktionen des Zellkerns (der ja bei niederen Frequenzen abgeschirmt ist) (Popp) induziert.
Hieraus leiten Senn und Lange das verbesserte Zellregenerationsgeschehen und die Heilungsbeschleunigung unter MET ab.

6.1.1 Widerstandsverhalten der Zelle

• Bis 1 kHz – galvanischer (Ohm'scher*) Widerstand
• 1 kHz bis 5,5 kHz – induktiver Widerstand**
• > 5,5 kHz – kapazitiver Widerstand***
• > 10 kHz – Diathermiebereich
Durch den Übergang vom induktiven zum kapazitivem Widerstandsverhalten der Gewebe kommt es zu einer Veränderung in der Ansprache der Gewebe auf den Stromreiz und zu unterschiedlich schnellen Reaktionen der motorischen und der nervalen Einheiten:
• unter 5,5 kHz: sensible Nerven werden stärker angesprochen als die motorischen Einheiten,
• über 5,5 kHz: Umkehrung (Djourno-Effekt).

Bis 5 KHz ist die Dielektrophorese****-Eigenschaft im Intrazellularraum größer als die Elektrorotation der Dipole (und deren Kraft). Über 5 kHz ist dies umgekehrt. Auch in dieser Umkehr scheint die Veränderung der unterschiedlichen sensiblen Wahrnehmung und motorischen Wirkung begründet.

Ohm'scher Widerstand
Ein elektrischer Widerstand ist dann ein Ohm'scher Widerstand, wenn sein Wert unabhängig von der Spannung, der Stärke des fließenden Stroms und dessen Frequenz ist. An einem solchen Widerstand gilt das Ohmsche Gesetz.

**Induktiver Widerstand*
Untersucht man den elektrischen Widerstand eines Gewebes im Gleichstromkreis und im Wechselstromkreis, dann zeigt sich: Der elektrische Widerstand des Gewebes ist im Wechselstromkreis wesentlich größer als im Gleichstromkreis. Ursache dafür ist die Selbstinduktion.

Die im Wechselstromkreis im Gewebe entstehende Selbstinduktionsspannung und der mit ihr verbundene Selbstinduktionsstrom ist nach dem Lenzschen Gesetz so gerichtet, dass er der ursprünglichen Stromstärke entgegenwirkt und sie somit schwächt. Damit wirkt das Gewebe aufgrund der Selbstinduktion wie ein Widerstand. Dieser Widerstand wird als induktiver Widerstand bezeichnet. Da dem Stromkreis durch diesen Widerstand keine Energie entzogen wird, bezeichnet man einen induktiven Widerstand auch als Blindwiderstand.

***Kapazitiver Widerstand

Schaltet man einen Kondensator in einen Gleichstromkreis, so lädt er sich zwar auf, bildet aber dann einen unendlich großen Widerstand. Im Wechselstromkreis kommt es dagegen zu einem ständigen Auf- und Entladen. Ein Kondensator verhindert den Stromfluss nicht mehr. Er wirkt vielmehr wie ein elektrischer Widerstand. Dieser Widerstand wird maßgeblich durch die Kapazität des Kondensators bestimmt. Daher ist die Bezeichnung kapazitiver Widerstand üblich. Da dem Stromkreis durch diesen Widerstand keine Energie entzogen wird, bezeichnet man einen kapazitiven Widerstand ebenso wie einen induktiven Widerstand auch als Blindwiderstand.

****Dielektrophorese

Bei der Dielektrophorese wird ein inhomogenes elektrisches Feld – aus Gleichstrom (DC) und Wechselstrom (AC) – zur Manipulation von Partikeln/ Teilchen benutzt. Durch das inhomogene Feld wird in den Partikeln ein Dipolmoment induziert, das sodann in Wechselwirkung mit dem angelegten Feld tritt: die Partikel erfahren eine Kraft und bewegen sich - je nach Feld und Dipolmoment - in Bereiche hoher (positive DEP) oder niedriger (negative DEP) Feldstärke. Die Kraftwirkung ist proportional zum Volumen der Partikel.

7 Zusammenfassung

7.1 Muskelfasertypen

Rote Muskelfasern (Typ I, slow twitch)

Ausdauer (Beispiel: Radfahrer)

verbrennen Fett unter Sauerstoffverbrauch (aerob tonisch)

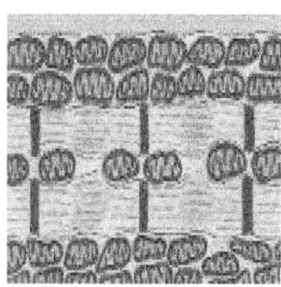
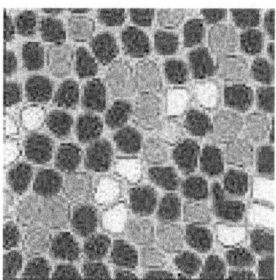

Längsschnitt   **Querschnitt**

Weiße Muskelfasern (Typ II, fast twitch)

Kraft/Höchstleistung (Beispiel: Sprinter)

verbrennen Kohlenhydrate ohne Sauerstoffverbrauch (anaerob phasisch)

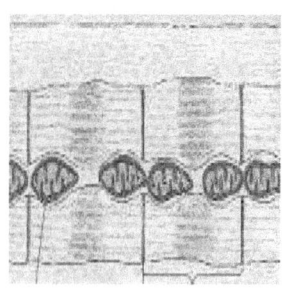
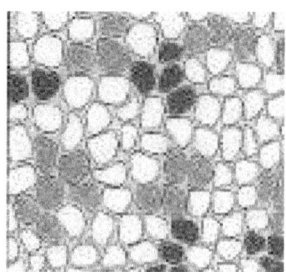

Längsschnitt   **Querschnitt**

Bei Inaktivität infolge Bewegungsmangel, Ruhigstellung (Gipsverband), Schmerzen (Schonhaltung), Systemerkrankungen oder altersbedingt kommt es zu einer Faserreduktion.

Der Umfang der Faserreduktion beläuft sich im Hinblick auf Typ-II-Muskelfasern auf 40-50% ab dem 70. Lebensjahr.

7.2 Muskelaufbau

Beim Muskelaufbau werden zunächst Typ-I-Fasern, dann erst Typ-II-Fasern rekrutiert. Die Stimulation durch EMA wirkt dabei primär auf die Typ-II-Fasern (Umkehrung des physiologischen Prinzips).
Bei einer Muskelstimulation (M. quadriceps) von 2 x 30 Minuten pro Woche über 7 Wochen nahm die Kraft um 19% zu, das Volumen steigerte sich um 12%. Die Zunahme an Typ II-Faseren lag bei 16%, die Mitochondriendichte nahm zu (22%), die Vaskularisation verbesserte sich und die oxydative Kapazität als Resultat nahm um über 20% zu, Damit ist der Effekt der EMA-Behandlung auch histologisch nachweisbar.

Neben der Wirkung auf den Muskelfaseraufbau (Kraft und Kondition werden gesteigert) führt die Stimulation zu
• einer Bewusstmachung der Muskeln
• einer Rekrutierung anderer motorischer Einheiten
• einem pos. Einfluss auf die zentrale motorische Aktivierung (Kraftzunahme auch des kontralateralen Muskels durch verstärkte zentrale Aktivität der Motoneurone).
Dabei konnte gezeigt werden, dass die aktive Unterstützung der durch EMA induzierten Muskelkontraktionen zu einer größeren zentralen Erregbarkeit führte als die Stimulation alleine.
EMA ist dabei in der Lage durch die Umgehung der zentralen Ermüdung häufigere und anhaltendere Kontraktionen zu erzielen und damit eine größere muskuläre Hypertrophie zu erreichen als konventionelles Training.
Bei der Stimulation bedeutet
• höhere Intensität = größere Kraft
• größere Impulsdauer rekrutiert kleinere Muskelfasern
• längere Impulsdauer steigert die Anzahl innervierter motorischer Einheiten = größere Kraftentwicklung
Die Frequenz beeinflusst dabei die Rekrutierung der Muskelfasertypen und die Kontraktionskraft (höhere Frequenz = größere Kraft (aber auch größere Ermüdung). Die Pausenzeit entscheidet dabei wesentlich über die Ermüdung:

Impuls : Pause	50% der max. Kraft nach ... Minuten
1:1	< 2 Minuten
1:2	ca. 6 Minuten
1:5	kaum Ermüdung feststellbar

Die folgenden Frequenzen wendet man an bei:

2-20 Hz: Fasertyp I   = Ausdauertraining
20-30 Hz: Fasertypen I und IIa = Kombinationstraining Ausdauer + Kraft
35-80 Hz: Muskelfasertyp IIa/IIb = Krafttraining/Schnellkrafttraining.

7.3 Weitere Vorteile von EMA:

Die Anwendung von EMS im lumbalen paraspinalen Bereich aktiviert signifikant die tiefen, spinal stabilisierenden Mm. multifidi und kann so zur spinalen Stabilität und Kraft beitragen.
Auch die tiefen abdominellen Muskeln (M. transversus abd., Mm. obliquus int./ext.) werden durch die Stimulation kontrahiert und damit aufgebaut.

- Der mittelfrequente Strom führt aufgrund des Gildemeistereffekts (vgl. 5.2) zu asynchronen Impulsantworten (nicht jeder Impuls führt zu einer Reaktion, wenn die Frequenz über 1 kHz liegt).
- Der mittelfrequente Strom ist apolar (keine Kathode/Anode).
- Die stärkste muskelaktivierende Wirkung liegt bei 1 KHz, danach lässt die Kraftentfaltung nach.
- Höhere Frequenzen sind angenehmer als tiefere, 10 KHz sind am angenehmsten.
- Die verwendeten 2-4 kHz sind damit ein Kompromiss zwischen effektiver Stimulation und geringerer sensibler Belästigung.
- Je höher die Frequenz, desto geringer der kapazitive Widerstand der Haut.
- Je geringer der kapazitive Widerstand, desto besser die maximale Breiten- und Tiefenwirkung (Volumentherapie).
- Je geringer der kapazitive Widerstand, desto besser werden höhere Stromstärken aufgrund der geringeren sensiblen Belästigung toleriert.
- Die Variation der Modulationstiefe (amplitudenmodulierte Mittelfrequenz) kann die Wirkung weiter steigern.

Die bessere Effektivität der MF-Behandlung wurde in einer 2011 im Dt. Ärzteblatt publizierten Studie von Schwandner et al (Dtsch Ärztebl Int 108 (30):653-660) bei analer Inkontinenz an 109 Probanden deutlich nachgewiesen.
Für den Bereich Beckenboden sei auf die Publikationen des Autors verwiesen:
- Zeitschrift für Physiotherapeuten 68(11/2016): Externe elektromuskuläre Aktivierung; 127-131
- Frauenarzt 57 (12/2016): Elektrotherapie des Beckenbodens; 1136-1144
- Sportärztezeitung 3/2016: Beckenbodenfunktionsstörung – Was kann EEMA-Training bewirken?; 58-59
- Manuelle Medizin 54 (6/2016): Beckenbodenfunktionsstörung – Was kann EEMA-Training bewirken? 381-384 [doi:10.1007/s00337-016-0203-y]

Weiterführende Literatur

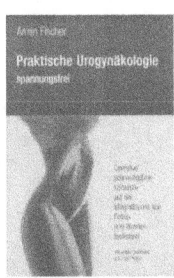

Armin Fischer
Praktische Urogynäkologie - spannungsfrei
Broschiert: 144 Seiten
Erste Auflage - Ausgabe – 2003
Serag-Wiessner KG, 95119 Naila

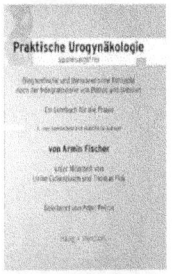

Armin Fischer
Praktische Urogynäkologie - spannungsfrei
Broschiert: 316 Seiten
Verlag: Haag + Herchen; Auflage: 2., neu bearb. u. erw.
Aufl. (1. September 2006)
ISBN-10: 3898463710
ISBN-13: 978-3898463713

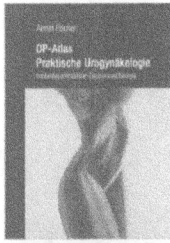

Armin Fischer (Autor)
OP-Atlas Praktische Urogynäkologie: Implantatunterstützte
Deszensuschirurgie Gebundene Ausgabe – August 2007
Gebundene Ausgabe: 366 Seiten
Verlag: Lucas, Birgitt; Auflage: 1., Aufl. (August 2007)
ISBN-10: 3000221611
ISBN-13: 978-3000221613

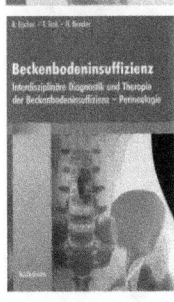

Armin Fischer et al.
Beckenbodeninsuffizienz
Interdisziplinäre Diagnostik und Therapie der
Beckenbodeninsuffizienz – Perineologie
Gebundene Ausgabe – 2009
Serag-Wiessner KG, 95119 Naila

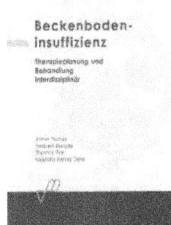

Armin Fischer et al.
Beckenbodeninsuffizienz
Therapieplanung und Behandlung interdisziplinär
Broschierte Ausgabe: 76 Seiten - 2010
Hans Marseille Verlag München

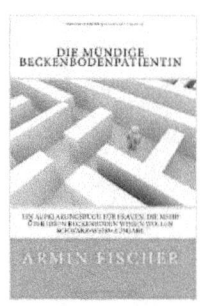

Die mündige Beckenbodenpatientin: Ein
Aufklärungsbuch für Frauen, die mehr
über Ihren Beckenboden wissen wollen
- schwarz-weiß-Ausgabe
Taschenbuch: 478 Seiten
Verlag: CreateSpace Independent
Publishing Platform
ISBN-10: 1519754914
ISBN-13: 978-1519754912

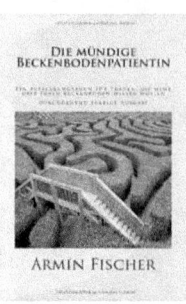

Die mündige Beckenbodenpatientin: Ein
Aufklärungsbuch für Frauen, die mehr
über Ihren Beckenboden wissen wollen
durchgehend farbige Ausgabe
Taschenbuch: 478 Seiten
Verlag: CreateSpace Independent
Publishing Platform
ISBN-10: 1519581793
ISBN-13: 978-1519581792

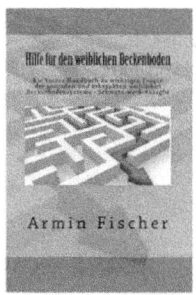

Hilfe für den weiblichen Beckenboden: Ein
kurzes Handbuch zu wichtigen Fragen des
gesunden und erkrankten weiblichen
Beckenbodensystems - Schwarz-weiß-
Taschenbuch: 206 Seiten
Verlag: CreateSpace Independent
Publishing Platform;
Erste Auflage (24. Januar 2016)
ISBN-10: 1523643196
ISBN-13: 978-1523643196

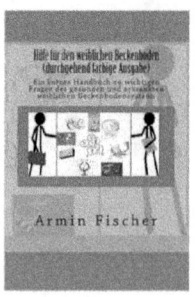

Hilfe für den weiblichen Beckenboden -
durchgehend farbige Ausgabe: Ein kurzes
Handbuch zu wichtigen Fragen des
gesunden und erkrankten weiblichen
Beckenbodensystems
Taschenbuch: 206 Seiten
Verlag: CreateSpace Independent
Publishing Platform;
1. Auflage (24. Januar 2016)
ISBN-10: 1523649100
ISBN-13: 978-1523649105

Anm.: Die Quellenliste zu den verwendeten Abbildungen, die praktisch
alle meinen vorangegangenen Publikationen entnommen wurden, finden Sie in diesen Büchern.

www.ingramcontent.com/pod-product-compliance
Lightning Source LLC
Chambersburg PA
CBHW051735170526
45167CB00002B/941